U0199082

中医

养生防病大智慧

朱志宏　陈创涛◎著

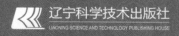

辽宁科学技术出版社
LIAONING SCIENCE AND TECHNOLOGY PUBLISHING HOUSE

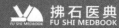

拂石医典
FU SHI MEDBOOK

图书在版编目（ＣＩＰ）数据

中医养生防病大智慧 / 朱志宏, 陈创涛著. — 沈阳：辽宁
科学技术出版社, 2023.6
ISBN 978-7-5591-3044-0

Ⅰ. ①中⋯ Ⅱ. ①朱⋯ ②陈⋯ Ⅲ. ①养生(中医)—基本
知识 Ⅳ. ①R212

中国国家版本馆CIP数据核字（2023）第097814号

出版发行：辽宁科学技术出版社
　　　　　北京拂石医典图书有限公司
地　　址：北京海淀区车公庄西路华通大厦Ｂ座15层
联系电话：010-57262361/024-23284376
E-mail：fushimedbook@163.com
印 刷 者：河北环京美印刷有限公司
经 销 者：各地新华书店

幅面尺寸：170mm×240mm
字　　数：210千字　　　　　　印　张：18.75
出版时间：2023年6月第1版　　印刷时间：2023年6月第1次印刷

责任编辑：陈　颖　孙洪娇　　　责任校对：梁晓洁
封面设计：君和传媒　　　　　　封面制作：王东坡
版式设计：天地鹏博　　　　　　责任印制：丁　艾

如有质量问题，请速与印务部联系　联系电话：010-57262361

定　　价：85.00元

序

世间养生的书籍浩如烟海，为什么我们这个时代还是不断需要养生的书籍，还要特别去推崇北京朱志宏、揭西陈创涛写的这部《中医养生防病大智慧》呢？

第一，书中内容是从一线临床中得来的经验，不是躲在图书馆看来的，也不是在课堂上听来的，而是通过对临床上遇到的一个一个病人的望闻问切，总结一个一个案例的发病原因和治病过程，从病人衣食住行，最容易落下病根的地方，修修补补，帮助其由病患走向寿康。

第二，朱大夫在北京坐诊多年，见到过许多典型的时代病，咽炎、胃炎、颈肩腰腿痛、耳鸣、中风等，时常跟病人们提到一两个养生细节胜服百剂良药，比如一病人头痛脑热，常年不愈，其脉弦硬，可知此乃肝气，吃止痛药根本止不住，于是就嘱咐其戒嗔怒，结果只此一条头痛就冷静下来了；常年手关节痛治不好，就通过一条"汗水不干，冷水莫沾"，关节痛就不药而愈了。试想一下，药物做功的速度怎么能比得上制造疾病的速度，如果不懂这些养生细节，那身体还是会不断出现问题。而善良又有智慧的朱大夫，她秉承"但愿人常健，何妨我独贫"的心态，将中医里的养生秘宝和盘托出，目的就是让病人少来诊所，每年少跑几趟医院，多识养生智慧，少生几场病苦！

此外，这本书的内容不是简单地指导吃吃喝喝，里面还增加了陈创涛十年功法普及的心得智慧，在他的眼中，百分之七八十的病，尤其是慢性病，是可以通过科学合理的锻炼好转的，乃至痊愈。这种锻炼在古代叫练功，比如拍打、点穴、呼吸、打赤脚、接地气、晒太阳等等，按照这种方法干预的病人，只要不是始勤终怠的，基本都能好转过来，很少有没效果的。像肩周炎，痛了几年没好，就是练习爬行功，几个月竟然痊愈了；耳鸣，大半年没好，不断地做鸣天鼓动作和早上搓脸，居然半个月就好了；还有慢性咽炎，就是拍两边的肘窝，有空就拍，一天拍一两个小时都好，拍到瘀青出来也不要停，待其主动吸收了以后，咽炎就好了，含片不用吃了，病人感谢至极……像这样亚健康康复的案例不计其数，秘诀就是功在不舍。他始终认为功夫到，滞塞通。通过教导病人练功导引，能够痊愈疾病，这不是当代的法门，而是在古代就很普及了，可是现在世人却普遍心急，要知道性急不能吃热豆腐，要静下心来锻炼才好。如果能够未病先防，有锻炼的意识和习惯，很多疾病是不会出现的。一人锻炼，一生寿康，一家锻炼总动员，一家安康。老少锻炼，老少平安。

所以，他推广的锻炼生活，值得当今养生界乃至全民的学习试效。比如长期湿气导致心浮气躁睡不着觉，就站金鸡独立，左脚酸就右脚站，右脚酸就左脚站， 在阳台上，坚持半个月以后，居然鼻炎、口腔溃疡、口臭全都好了。这样的案例在这十多年的推广之中屡屡见到。虽然这些经验已经推广到了很多地方，也收到了很多好的口碑，但是陈创涛还认为远远不够，所以想要通过劝人百世以书，继续传播，但愿世人身无病，何妨架上药生尘。只要大家锻炼后同登寿域，那么自己诊所、养生堂少些人来又有何妨？《七真传》讲"何知螽斯衍庆，必是仁慈存心"。《心命诗》也讲"心可挽乎命"。命运都可以由仁心来去转变，何况是身体的一些病秧呢？如果一个人心存仁慈，推广养生细节、普及功法，一定是人天共赞，天底下的人都会欢喜，支持他做这样的事。

我就先讲到这里，里面还有许多亮点，大家别以为是普通石头而忽视略过。璞玉深藏，要先知啊！

数言以荐，望不见笑于来者！

曾培杰
2023年2月

目 录

第一部分　疾病预防有窍门

第一部分

疾病预防有窍门

身体难受，有症状，但是检查没问题，这是为什么？

这种情况在生活中很常见。有的人心脏难受，去检查心脏没毛病；有的人胃难受，害怕有问题，去做胃镜也没有什么大问题；有的人腰痛，去做检查也没有什么器质性改变。

这是为什么？

核心是要区分脏腑功能和脏腑器质，功能和器质不一样。普通人对这个没有概念，将二者混为一谈。人在难受的时候，会出现一些症状，比如头痛、恶心、胸闷、心慌、乏力、失眠、肢体无力等。这些症状的出现，一般都是功能先有了问题（症状相对比较轻，病程比较短），随着时间的推移和病情的加重，量变发展为质变，脏腑器官本身才会出现问题（这时候病程长，问题严重一些）。

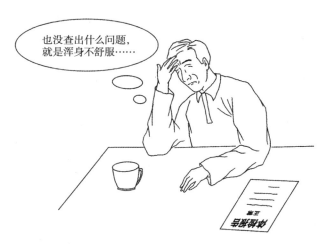

▶ 器官没有问题，但人体的功能出了问题

　　用心脏来举例子，心和肝、脾、肺、肾都藏于人体内，从外面是看不见的，因此中医称之为五藏（五脏）。但是它们的功能可表现在体外，即我们感知到的症状。比如心，它是推动血液循环的肌性中空器官，重约300克，如拳头大小。如果心脏没有功能，这颗心就是死物，有功能这颗心就是活的，是人体的重要器官。

　　心的功能之一是推动血液运行到全身。如果手脚凉，就说明心脏功能不太好。道理很简单，心脏推动血液运行到全身，而手脚是距离心脏最远的两端。只有心脏推动血液运行功能差时，才会导致手脚冰凉。可是反过来，如果说手脚凉，要去查心脏有没有问题，可能会被人说是"神经病"，因为这种情况仪器是查不出来的，它问题出在功能上了。

　　功能上出现的症状去检查相应的脏腑，仪器不一定全部都能查出来，当然了，也有一部分能查出来。这两者区别在于程度的轻重和发作频次。比如有一个人刚刚有些胸闷，发作时间短，程度轻，仪器可能查不出来心脏有问题。而一个胸闷了10年，且逐渐加重导致胸痛的人，仪器查出来的概率要大得多。这是量变到质变的变化，也是功能到器官的变化。因此，这就是古代中医认为五脏病很难医治的原因，即病久或者病深入五脏根本了。

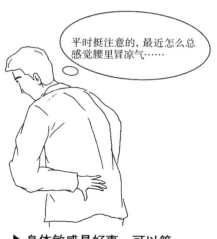

平时挺注意的，最近怎么总感觉腰里冒凉气……

▶ **身体敏感是好事，可以第一时间发现身体出现的问题**

我在临床上看诊，经常会说病人心肺功能不好，然而很多人立马会反驳说他检查了心脏和肺没有问题，这就是病在功能。如果病到脏腑，仪器就能检查出来。因此病在功能，程度相对轻；病在脏腑，程度就严重了，比如心脏病、脑部病变、癌症。

反过来，很多人身体从来不难受，可是体检还能查出身体有毛病，这是为什么？

这类人群我称之为绝缘体体质的人。他们身体不敏感或者长期喝冰水把自己身体喝到不敏感，所以对身体发出的信号感知不到。

正因为感知不到，往往觉得自己身体没毛病，身体倍儿棒。可是在体检中会发现毛病不少，比如血脂高、动脉硬化、高血压、糖尿病等。或者检查指标上提示存在心脑血管疾病。

也有的人从来不难受，可是突然身体出现异常疼痛了，去医院一查，竟是晚期癌症。这样的例子举不胜举，我在临床上都有碰到。

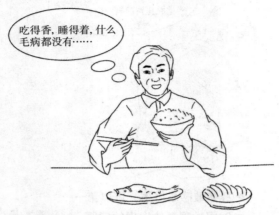

吃得香, 睡得着, 什么毛病都没有……

▶ 能吃能睡没有任何症状的人，有一部分人并不是真正的健康，而是身体不够敏感，也会有重大疾病的风险

有的人身体不难受，也不体检或者体检没有大毛病，可是突发心脑梗死，这是为什么？

这种人多数对自己身体的关注忽视了或者说关注不够。因为有些疾病是隐形的、潜在的。只是做了西医体检，而未做中医体检。一部分中医体检是可以从脉象上察到"未病"，也就是潜在的、将来可能会发作的疾病。可根据脉象用药进行截断和预防。

这个问题怎么能让人信服呢？摸脉就能知道家族性疾病，如果核实家族有这种疾病，而本人目前还没有，那就需要注意了，该调理就调理，该治疗就治疗。现在调理花不了多少钱，没必要等到将来花费十几万元的医疗费用，且身体还要遭受病痛折磨。

这是一个对自己健康重视与否的问题。绝大部分人都是等有病了才去治疗，没有未病先防的观念。

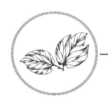

第一篇　饮食起居篇

1 睡眠中给五脏充电

■ 睡觉，就等于给五脏充电、给身体延寿

手机晚上充满电了，才能供第二天使用。同样道理，人晚上睡好觉了，第二天头脑才能轻松，有能量去工作。

睡觉，就等于给五脏充电，让五脏气血充盈。如果睡不好觉，就等于手机没充好电，要么是电没充上，要么是耗电和漏电都快。

一部分人熬夜是舍不得睡。这个我非常理解，白天忙了一天，又是工作又是孩子，好不容易夜深人静了，自己可以歇会儿，就舍不得睡觉了，还没玩儿呢。玩个游戏、刷个抖音，刷着刷着就凌晨两三点了，反而更不困了。以致很多人凌晨三四点才睡。

还有一部分人熬夜是因为有睡眠障碍，入睡困难，或者总是容易醒，又或者梦多，又或者醒了就很难再睡着，又或者睡得好就是早上起来累，好像一宿没睡，种种云云。

这些情况都是因为没给身体充上电。

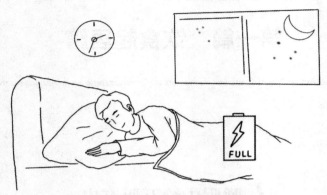

▶睡觉就等于给五脏充电，给身体延寿

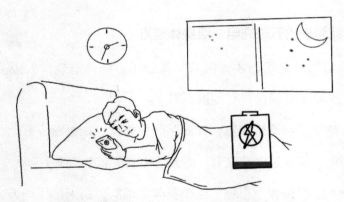

▶电量快要耗尽的时候，就会引发烦躁、身体无力

充电就是延长身体使用寿命。

睡觉、吃饭都是给身体充电，可以补充能量和热量；排便是人体排出垃圾和毒素。如果吃饭、睡觉、排便都好，人才会处在一个相对健康的水平。衡量这三个是否好的特征是：到饭点知道饿，有食欲；入睡快，睡眠质量比较好，睡醒了有精神；大便每天一次，畅快，便完腹部舒畅，有排

空感。

任何物件都有寿命，汽车、手机、包包等都有使用寿命。有生命力的寿命就更长，人如果活到70～80岁，不过才2万多天。万物同理，消耗越快，使用寿命越短；保养越好，越能增加使用效力，延长使用寿命。因此，长期熬夜很容易猝死就是这个原因，熬夜加速了生命的燃烧，提前用完了使用时间。

睡觉就是让魂神意魄志归位。

晚上睡眠能够得到保证的人，魂、神、意、魄、志都藏在体内，叫作"归位"，所以这个人精神好，心神宁，不太烦躁，也不会胡思乱想，有愿景和目标，就是个鲜活、灵动的人。现代为什么有那么多抑郁、焦虑、狂躁或者在其边缘的人呢？归根结底还是魂、神、意、魄、志都不安藏在体内。

睡够8个小时就能续油添命吗？

经常看到很多文章说睡眠时长不足会影响身体健康，这是毫无疑问的。那么问题来了，是不是睡够8个小时，就可以达到给身体充电、给健康续航？

有的人凌晨2点睡到早上10点，虽然睡了8个小时，但是入睡的时间不对，错过了最佳入睡的时间，晚上11点肝脏本来应该进入休息状态，可是它反而仍在工作，因此，熬夜睡够8个小时也不能说是真正的续油添命。

古人说子时入睡，子时即晚上11点，是身体开始过滤血液，新陈代谢的时间。身体一天的消耗在子时开始推陈致新。古人说，十一藏（五脏六腑共十一脏）取决于胆。胆经开始运行的时间就是子时。

晚上11点开始，血液回流到肝，进行血液代谢，化生新鲜血液，毒素在第二天早上随着大、小便排到体外。如果没有身体的自我代谢过滤，那就好比吃了饭不刷碗、房子不打扫、衣服不换新……

熬夜的时间从晚上11点开始算。

周身血液开始运行代谢、去陈布新的时间，必须是从晚上11点进入睡眠的状态开始内循环，也就是五脏六腑的能耗降到最低才开始进行的。这个能耗最低的时间，就是我们在睡眠状态，关闭了主观上的眼、耳、口、鼻、舌、身、意，简单地说，就是在不说、不听、不思考、不活动的状态下，才能进行。

好比修公路为什么要晚上工作，因为白天车来车往，没法儿干活。身体也是一样，白天都在工作、思虑、活动、社交等，只能晚上进行修补和代谢。

因此，只有晚上11点前入睡，才能让血回流到肝，才能过滤和代谢血液，其他时候都不行。因此是否熬夜是从晚上11点以后开始算的，超过11点睡觉，就算熬夜了。

对于很多凌晨2~4点才开始睡觉的人，永远都错过了全身血液回流到肝的时间，错过了排毒和代谢的时间，肝无法进行血液的代谢，排解全身血液的毒素。

熬夜的人肝很容易出问题：在外表现为脸色不好看，发青黑、易怒、怕热；在内脏表现为转移酶升高、脂肪肝、肝硬化、胆囊问题等。

■ 早睡，是健康的第一保证

早睡的重要性。

我们大多数人都在追求健康，却常常与健康的生活方式背道而驰，这种南辕北辙的现代生活，又怎能带来健康呢？

所以还是要早睡，要淡饮食，要多运动，要断舍离，要减欲望，过一种自然和谐、简简单单的生活。

一位从大山深处走出去的中年人，在外面做超市生意赚了一些钱，但就是要经常熬夜，很晚才能睡。几十年下来也很少锻炼身体，也根本不注重健康，最后身体不好，得了顽固性腰痛，生活都难以自理。

他在医院调养一段时间后不见好转，找到我后，我跟他说："你连自己都照顾不好，还怎么打理生意，照顾家人，先回山里老屋休养，住一段时间，这里就交给你家人就行了。"

他回到山里后，坚持早睡早起，清淡饮食。

他听我说倒着走可以治腰痛，便开始倒着走，刚开始路过的人都投来好奇的眼光，他也不管，自顾自地走。

腰痛一天天减轻，身体也一天天变好，饭量大增，睡眠深沉。他这样一住一走就是2年，2年后他重新恢复健康，便又回到城里做生意，改行经营茶叶，只做白天的生意，到了晚上就早早睡觉了。

他说："钱够用就行了，钱赚再多，还得有命花，哪天病倒了，才知道什么是最重要的！"

是啊，我们终其一生都在向外追求幸福生活，最后才发现真正的幸福不过是吃好、穿好、睡好、过好日子而已，简简单单，才能快快乐乐！

学会放下手机。

晚上9点睡，早上四五点就会自动醒过来，这期间可以做好多事情，尤其是读书、静坐、锻炼，这些都能给我们带来愉悦感。

开了个好头儿，一整天都生机勃勃、信心满满、干劲十足，到了晚上充实安定，就能结个好尾。

所以，养成早睡的习惯，才是身心健康的关键所在。

一女子一到了晚上就刷短视频，一刷就刷到半夜，白天睡到中午，整天没精打采，走几步路都费劲，不想动，在这种状态下生活了几年，最后得了抑郁症，脸色苍白，一被刺激到就大哭大叫，控制不住自己的情绪。

我说："这个问题其实很好解决，只要做到早睡就可以了。你这是血被耗没了，内脏干燥不安，像放了水的鱼塘一样，投一个石头进去，鱼就会乱蹦乱跳，极度不安。"

于是叫她煮甘麦大枣汤喝，没事就拍打脚底板，晚上九点准时上床睡觉，很快人就会变得美丽阳光了。

她用这个办法3天后，那种抑郁躁烦就减轻了，基本可以正常生活，开始愿意走出去晒晒太阳，走走路。1个月后，她像变了个人一样，脸色红润，有神气，眼睛里透着一股自信。

她说："自您那天跟我说后，我就开始丢掉手机，因为我一直都想戒掉手机，就是下不了决心，这次得抑郁症，感觉整个世界都暗了下来，您的话一下子点醒了我，让我有信心走出来，重见光明，真的很感谢您！"

不管是身体上的问题，还是心灵上的问题，我们都要确保生活起居的正常秩序，看是哪个点出问题，要及时调整校准回来，再辅助药物或手法调理，这样不单能把问题解决掉，还可以把造病的根也拔掉。

白天劳作少不了

现在很多人睡眠不好，与白天没有任何运动和劳作有关。身体一直是一个状态，或者坐着上班，或者在家躺着。身体保持一个姿势太久，容易造成身体血液循环不畅。

白天没有动起来，没有活动量，很多人认为是体能消耗不够，其实是身体不通畅。晚上睡不好，是阳难入阴，气血往脏腑归的通道堵塞了。

我们先来说这个"睡"字。

目垂下来叫睡。客家话把睡觉叫作睡目。而从养生上讲，先睡心后睡眼。

什么时候我们的眼睛会自动垂下去？

大家看小孩子，白天玩个不停，到了晚上七八点就开始犯困，9点多就睡觉，一沾到床就睡着了。他在睡觉前，身体已经进入到睡眠状态，气血阳气往里归，眼睛自然就闭合了。

所以，要睡好觉，白天的习劳运动是免不了的，这样身体通透，晚上阳气入里时，就很容易、轻松解决难以入睡的问题。

多动手脚，少动心脑，特别是睡前心不要耗在贪嗔痴上，那么气就会守住丹田，而不上浮至心脑，自然就解决了容易醒来睡不沉的问题。

如果天天开心干活，享受活着的每一个时刻，该吃吃，该喝喝，不纠结，不对抗，没心没肺，傻傻呵呵，自然就不郁闷焦虑，肝胆经一通，便能一觉到天亮。

胃不和则卧不安。

睡不安稳、不踏实的，我们养生界有一句话是"你不让胃好过，胃就不让你好过"。

你吃得饱撑，让胃加班加点，那么胃自然会让你的神魂不安，虽然睡了一整夜，但是醒来后就是头困重乏力，跟没睡一样。

所以要有好睡眠，先从节制饮食开始。

饮食清淡简单七分饱，是最好的安眠药！

对于晨起的诸多反应，不外乎就是要远寒凉，近温暖，少熬夜，少看手机，节制房劳。

昨天，刚刚听说一位老师，半夜两三点心肌梗死走了，才四五十岁，正值壮年，令人感叹惋惜。为什么会这样？因为身体的能量耗用得过多。

最近有好几例睡眠不好的病人，通过注意饮食运动，节制手机、房劳外，再辅以简单的拍打背部、推背，以及足底反射和养生食疗，都有很大的改善。

调养一个人的身体，一定要先从睡眠开始，睡眠质量好，有深层次的睡眠，第二天就能生龙活虎。

不然就会像病猫一样，有气无力，什么都不想干，不能持久，活得越来越消极懈怠。

2 晚上睡觉开窗容易有风险

天气还不是太热，但看诊的时候就碰到病人出现了早上起床后身上痛、头痛等症状。我很惊讶，心想不会这么早开窗户睡觉吧？于是询问："你开窗户睡觉了？"

回答居然都是："嗯，开了窗户，但开得不大。"接着询问："为什么要开窗户？"有的人是因为燥热，有的人是觉得室内憋闷。

总之，异于常人的行为，都是身体内在原因造成的，是一种疾病的外在表现。比如，5月初，北京绝大部分人是不需要开窗户睡觉的，包括平时出奇怕热的人，而开窗睡觉的人不是郁热就是血燥，是需要调理的。

话说回来，每年初夏、仲夏、夏末，我在微信朋友圈都会发消息，告诫大家晚上睡觉不要开窗户，天气炎热时可以开空调，但温度要适当高一些。避免开窗睡觉，是因为流动的风容易引起面瘫和中风。

中风和面瘫的例子很多。中风即是脑卒中，后遗症是半身不遂或者完全不能自理。

面瘫就是口眼㖞斜，眼睛和嘴巴因牵扯向一边，而导致闭不严实。

中西医一致认为，发病必有诱因。外面自然界的风引动内风，就是中风和面瘫的诱因。有的人开窗睡觉，第二天起床身体动不了了。去医院检查不是脑梗死就是脑出血。有的人开车开窗都能面瘫，在河边喝酒吹个风也能面瘫，这些都是真人真事。

中医常说："虚邪贼风，避之有时。"对流风、穿堂风、阴风对人的身体影响很大，可直接造成身体疼痛，这种痛是比较严重的。有一天有一个姑娘找我看诊,说自己一侧后背、胳膊、腰痛的受不了,像不是自己的身体。一询问,果然是晚上开窗贪凉睡觉导致。

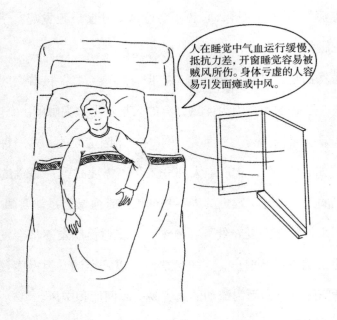

人在静卧的时候,气血循环比较缓慢,更容易被阴风所伤。而晚上室内温度相对户外温度要高一些,尤其是夏天凌晨3~5点,这种风是流动的,夹杂一股阴凉之气,很容易伤人。

现代肝肾不足的人很多,各种加班熬夜,熬干了身体的精血,形成了阴虚风动、血虚风动、热极生风、肝阳上亢的体质。晚上的阴风,对于肝肾不足的人,更容易肝风内动,引发动风。

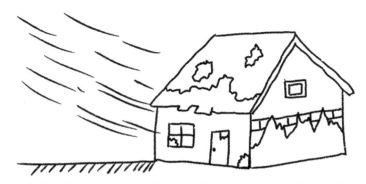

▶ 身体肝肾亏虚，就像破烂不堪的危房，抵抗不住虚邪破风

夏季吹风扇同时开窗户，会加重这种阴凉的风的流动。而开空调门窗紧闭，阻挡了风的流动，只是局部降温。但是开空调，一方面应当避免空调风对人直吹，直吹会造成很大伤害；一方面温度适当调高一下，26℃就好，切记贪凉，把夏天变成冬天，吹空调盖被子，对人体是很不利的。

3　从排便看身体健康情况

人体的消化主要有赖于胃、脾、小肠，把食物转化成气血。大肠的主要功能是传导糟粕，也就是排便排毒。

排便是日常生活中很重要的一个环节，也是保证人体健康的重要生理功能，大肠是每天代谢毒素和垃圾的一个重要通道。

排便的重要性体现在以下几个方面。

（1）每天把吃进去的食物消磨之后的糟粕代谢出去。

（2）同时把其他脏腑代谢的垃圾、毒素随着糟粕一起排出。

（3）给肠道留出一定的空间，便于下次进食进行消化吸收。

（4）排便的好坏对肺、肝、胃气的升降影响很大。

肠癌不是肠道不好的唯一体现，而是最严重的代表。其次还有肠梗阻、阑尾炎、结肠炎、肠道息肉、胃炎、便秘、痔疮、肛周脓肿、肛瘘等。肠道对肝、胃、肺、子宫、前列腺、心脏都会产生直接或间接的影响。

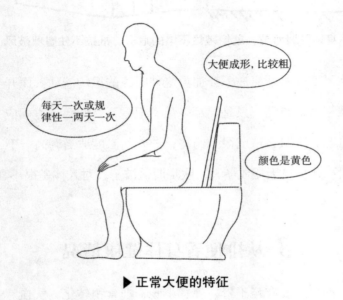

每天一次或规律性一两天一次

大便成形，比较粗

颜色是黄色

▶ **正常大便的特征**

排便不好的情况有以下几种。

（1）间隔时间长：有的人（大人或小儿）大便两三天，甚至一星期一次。有的人排便很痛苦，腹胀，大便硬，无便意，下不来。年轻人吃乳果糖、酵素、排毒养颜、芦荟等辅助排便的大有人在。老年人或妇女产后大便燥结难下用开塞露，甚至要用手掏，非常痛苦。

（2）排便时间长：坐在马桶或蹲坑上半天排不出来多少，总是觉得有，又排不干净，上一次厕所要十几分钟至二十分钟，甚至更久。

（3）排便量少：有的人排便一天一次，也很有规律，都在上午，但就是排便量少，每次一点。自己都非常惊讶，吃的东西都去哪里了？

（4）排便很细：正常排便要有一定的粗度，当然首先是成形，稀便不可能有粗度。有的人说自己拉出来的大便特别细，只有筷子粗；有的人说自己的大便还没手指头粗。

（5）长期排便稀溏：有的人说自己排便从来没有成形过。一天2～4次，每次都不成形的也大有人在。

（6）大便干结如球：有的人说自己的大便都是小球球，而且量少。有的人说自己的大便特别硬，掉到马桶"咣当"一下，像石头，冲不下去，堵马桶。

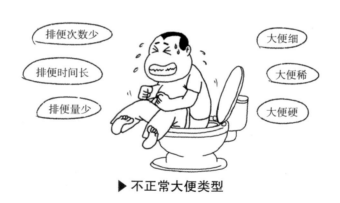

▶**不正常大便类型**

因此，中医大夫在看诊过程中必须询问排便情况。平时自己也可通过观察排便是否顺畅，排便的粗细、成形与否、干结与否、稀溏与否，来了解身体情况。

用乳果糖或者酵素等辅助排便，确实能顺利排出大便，但是它们不能直接增强肠道的蠕动和代谢，因而不能从本质上解决肠道的动力和毒素代谢的问题。

用中医的话说排便是肠道的事儿，但是需要肾、心、肺、胃同时辅助作用，才能每天有定时定量、成形、较粗、色黄的大便。只有人体五脏六腑的协调，才能保证各个机能的顺利运转。这不只是一脏一腑的事儿，而是五脏六腑的和合之力。

4 健康生活，饮食有度

大人小孩爱吃零食是脾胃气虚。

平时我们看到小朋友爱吃零食，都觉得小朋友是比较嘴馋，或者是故意不好好吃饭，就想吃那些味道鲜美的零食。

我们也能看到身边的成年人刚刚吃完饭，还要吃这样那样的零食。

我们也经常看到有的人饭量很大，甚至有的人说吃不饱，要吃很多才饱，等吃完了又觉得胀。

这三种情况的人群都是脾胃气虚。

第一种是小朋友，经常不好好吃饭，喜欢吃一些鲜香有味的零食。这种吃得少多是胃气虚；长得瘦弱多是脾气虚。有的小朋友比较壮实，不瘦弱也不胖，能吃，多是胃气强。如果小朋友脾胃气虚又体型超重，那是因为胖的是身体的痰湿，脾虚无法代谢掉身体多余的水湿，继而化生痰浊；胃气虚是能吃，但是要吃很多才饱。

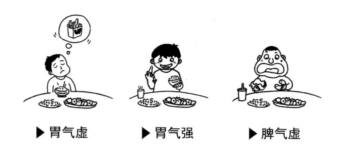

▶ 胃气虚　　　　▶ 胃气强　　　　▶ 脾气虚

胃气虚的人都不喜欢淡味。什么是淡味？比如白开水就是淡味。很多人会说自己不喜欢喝没有味道的水，所以喝水要放点柠檬、玫瑰花或者其他东西。这类人就是胃气虚。中医认为淡味入胃。

有的小朋友不爱吃蒸的白米饭，因为米饭是淡味的，这是胃气虚。因为他们更爱吃炒饭，炒饭是有咸味和香味的。当然小朋友脏腑功能比成年人更弱一些，表现方式不完全一样。

第二种情况是成年人，多数是女生，吃完饭了，嘴巴馋，还要嗑点瓜子、啃点鸡爪、吃点薯片什么的，这是脾气虚。

我有一个印象特别深的案例。有个姑娘，她特别爱吃零食，可是单位不允许吃零食，被看见了会被扣分还要罚钱。但是这个姑娘总是忍不住想吃零食，抽屉里装满了零食，所以经常挨罚。了解她的情况后，我给她开了相应的药，复诊的时候她妈妈高兴地告诉我："孩子不那么馋零食了，最近都没吃，办公室抽屉里可以不放零食了。"

第三种情况多数是男生。我记得有一位先生，他过来调理，他很想减重，因为身体肥胖导致了很多疾病，可是他总是吃不饱，要吃很多才能饱。所以，这成为他减重路上的一个绊脚石。经我给他调理之后他不用吃那么多了，吃得少还不会饿得难受。

在吃的方面有不同表现，是我们身体情况的一个折射。吃乃人生一大乐趣，美味的零食是可以适当吃的。

但是细微处的差异是，更健康的身体，是有饥饿感，但是可以耐饿，不是一饿就心慌、手抖、出虚汗。也可以适量饮食，比如七分饱，不至于吃不饱或者没吃饱就各种难受，也不是时常要吃一口零食或者别的吃的，才能解馋。

有的人爱吃辣，从临床经验来说，喜欢吃辣的人，一类是喜欢吃冰东西（外），一类是脾胃虚寒（内）。

不知道饿的身体是胃肠呆滞的表现，喜欢吃很辣或者很咸的，也是容易被忽略的不健康的指征。

碳水摄入过少，有损健康。

现在很多人为了瘦下来，为了控制血糖，选择不吃主食。其实，这是不利于健康的。

"碳水"这个词近些年用得比较多，是碳水化合物的简称，主要来自谷类，包括米、面、荞麦、燕麦、玉米及各种粗粮。这些都是主要的粮食作物。还有各种薯类，如红薯、芋头、山药、土豆等。

碳水是生命的能源和保障，用现代医学的话说"是生命细胞结构的主要成分和主要功能物质"，用通俗的老话说"人是铁饭是钢，一顿不吃饿得慌"。主食是人能保持体力和精力的基本物质。

现代物质丰富了，人为了能够瘦下来，或者保持苗条的身材，或者控制血糖，大量地减少碳水的摄入。健身教练和营养学家给出的食谱里也要求摄入很少的碳水，甚至有些人一天都不吃主食。因此，很多人无精打采、浑身无力、懒动喜卧、头晕、饿得难受。

很多人只吃少量的肉类和蔬菜，吃得最多的就是没有任何油脂的鸡肉，然后再补充蛋白粉。这种方法可能从营养学的角度来说是最好的搭配，可是从传统的健康角度和中医的理解上来说，这并不是很合理的搭配，反而对人的健康有影响。

正确合理的饮食，应该是一定量的主食，搭配多素少肉的饮食结构。想要身体好，除了合理的膳食搭配，还要加上每天适当的运动和活动，不能总是坐着或者躺着。

从现代医学来说，体检里有个指标：尿酮体+（阳性）。西医大夫也会嘱咐病人："你要好好吃饭，不能不吃主食。"从这个角度上来说，主食摄入过少，其实对身体机能也是有影响的。

我在临床上给病人摸脉，尤其是年轻人，身体一代比一代差，有的身体都不如爷爷奶奶的长辈，肝肾亏虚得特别厉害。肾是我们的命根，肾气绝了，人就会寿终正寝。肾气的强弱不仅影响寿命，还影响自身的健康、下一代的体质等。

所有的谷物都是天然的、上天赐予的用来补肾的。因为它们是种子，只有种子才有繁衍生殖的特性：种到地里就能长出作物，再把它们收集起来晒干，又成了种子。而五谷作为种子的这种生生不息的能量，中医称为"炁"。种子的能量是强大的，那就是生命力，生生不息的繁衍力。每天吃饭（各种主食），就是在吃种子的这种富有生命力的气。

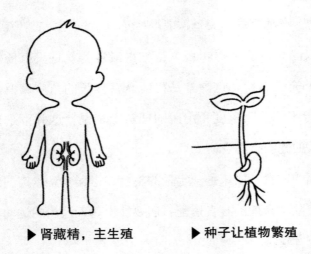

▶肾藏精，主生殖　　▶种子让植物繁殖

种子种入土壤，都能繁殖，因此，种子天然补肾，而五谷都是种子，中国人的主食是有深远含义的。

肾虚不虚？中医认为肾都是虚的，是消耗品，消耗完了，就没有了。首先人自生下来自带"电量"不一样，有的人自带一半"电量"，有的人只带了2格电量，还要用来后天消耗，什么都不干，活着就是耗肾的。再加上工作、熬夜、用脑、用眼的消耗。

为什么吃五谷就能够补肾，中医认为种子都入肾，我们吃的五谷都是种子，种到地里来年还能生长。很有名的平补肾精的中成药——五子衍宗丸，就是5种种子的药材：菟丝子、覆盆子、五味子、车前子、枸杞子。

好好吃饭是王道：主食一定量，多素少荤，少高蛋白。每天都要有适当的运动，跳跳操，让身体动起来。每天都坐着，躺着也很容易长胖。

病起于"过"，饮水过度有危害。

我有个病人，是位阿姨。因小便时小腹下坠和尿道口涩痛反复去医院就诊，不间断服用消炎药已经2年，不敢停消炎药，一停就复发，非常苦恼。因儿子介绍来我这里调理。我跟这个阿姨说："您的水不要喝太多了，您自己身体代谢不掉。"这位阿姨说："去西医那里看，让我多喝水，说我喝得不够，我老伴儿说我喝的水都够全家人喝一天了怎么会不够。"

在服用我的汤药后小腹坠痛和尿道口不适明显好转。我跟这位阿姨说："第一，如果消炎药管用的话，3天就起效，3天都不见效说明无效；第二，过多饮水，代谢不掉会给身体造成更大的伤害。"

夏天洗完衣服很快晾干了，这是因为夏天温度高，水湿被太阳的温度蒸发了。冬天天冷，衣服不容易晾干，是同样的道理。人的身体如果温度不够，水液则不好代谢掉，反而容易水肿，增加心、脾、肾的负担。

有一天我收到一个好友发来的微信，是一张舌苔的图片，舌苔白厚腻，而且中间发黑。对中医大夫来说这种舌苔非常不好。朋友说她母亲觉得舌头特别不舒服，胀得慌，在嘴巴里难受。

我看了看，就问了一句话："是不是最近喝水喝太多了？"

微信回过来的回答是："对。"

原来她的妈妈因牙肿痛伴半个脸肿胀，住院输液。出院的时候医生交代多喝水。本来这个老太太就吃2次西药，服药也要喝水，平时喝水也不少，听医生这样说，就更加大了喝水量。结果不久就开始舌头难受，自己以为得了什么大病。

我又问："胃不难受吗？应该胃胀，不想吃饭呀？"果真是这样，胃里堵得慌，吃不下东西，勉强吃一点，整个人都不好了。告诫口不渴就少喝水，口渴少量饮水。她对我的告诫也认真听了。吃了我开的药，很快舌头与胃都舒服了。

所以说，任何东西过量，超出身体能够代谢掉的能力，都会出问题。我对来看诊的人都要求不口渴不喝水。大部分人的反应都是说，不是说多喝水好吗？

过度饮水，身体代谢不出去，容易生痰湿，发胖水肿，得一些疾病，如尿酸高、妇科疾病等。

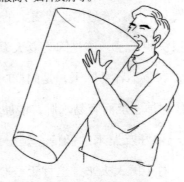

▶ **过度饮水多危险**

多喝水好不好，没有人拿出事实依据和证明。而我在看病人的时候，经常碰到喝水多致病的。很多人的体质不适合喝水，还大量喝茶、喝奶、喝水。比如：偏胖的、容易肿的、痰多的、尿酸高的、小腹坠痛的、白带多的、腿肿的，心脏有问题的、血脂高的……，都不能多喝水。水既不能冲淡血脂，也不能冲淡尿酸，很简单的道理，喝进去的水不能直接进入血液和尿液。

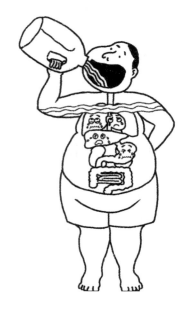

　　自然界水多了都要发生洪涝灾害，何况人体？之前我写了一篇文章：《多喝水，好还是不好？》我的一个朋友看到，就给讲了一个真实故事。他的一个做茶叶的朋友特别喜茶，招待朋友也饮茶，最后得了尿毒症。谁都知道水液代谢最终落实到肾，尿毒症肯定是肾出了问题。说白了，到了尿毒症这种程度，不只是肾，其他多个器官都容易衰竭。因为水液代谢影响多个脏器。

　　不爱喝白水，就不要刻意去泡什么有味的水去喝。活动量大或天热出汗时，需要喝水的时候再去适量喝水。饮水要缓慢，不能猛灌。运动后要喝温热水。

　　大家要举一反三，水喝多了不好、肉吃多了不好、饮料喝多了不好、甜食吃多了不好、高蛋白吃多了不好……保健品吃多了也不好。

　　凡事不能过度，过度则废，过用则废。除了吃喝方面，熬夜熬多了也一样会致命。运动过量也会损伤关节，甚至引发心源性猝死。忧伤过度会引起晕厥，脾气暴躁过度会引起脑出血，生气多了会得乳腺癌、宫颈癌、甲状腺癌……道理是一样的。

5 胃胀、烧心、反酸病人少喝粥

看诊的过程中经常碰到胃胀、烧心、反酸的病人，尤其是久病顽固性烧心、反酸的病人，除了体质心脾肾阳虚，还存在饮食上的错误，比如喜欢喝粥、喝茶、喝牛奶、喝水，甚至强迫自己喝水。

比如我摸脉时问一个病人："反酸烧心吗？"

她说："有啊，严重的时候我睡觉的时候平躺着，酸水都泛到嘴巴里。"

我问："你平时主食吃什么？"

她说："吃粥，别的我不敢吃啊，怕消化不了。"

我说："你烧心反酸不适合喝粥。"

她说："为什么？粥不是养胃吗？"

我听到这里真想一拍脑门：我的天。但是马上想到普通人不了解脏腑功能，也不了解自己身体。

于是我耐心地解释："你的身体对水液的代谢不好，喝进去的水，包括稀粥，这种水分偏多的东西，胃吸收和代谢水液比较慢。正常的胃酸是用来消化腐熟饮食的，但是你喝粥、喝水之后，胃里水液过多，稀释了胃酸，浓度降低，但是容积变多，稀释的胃酸总量增加了，但是胃本身消化不了这么多水，比一般人要慢，存在胃里，不往下走，所以容易反酸、烧心。"

胃是一个容器，中医讲胃的作用是"受盛化物"，"受盛"的意思就是装东西的一个容器。确实，胃就是一个容器，里头装我们吃进去的食物。"化物"的意思就是运化和消化食物，把吃进去的食物初步消化成食糜。

因此描述胃的受盛功能就像一口炒菜锅，里头装的菜、油和水。能装多少东西取决于化物功能的快慢。比如说炒一锅青菜，只要炒过青菜的人都知道，满满一锅的青菜炒几分钟之后就变软，化成了一小堆，这是因为锅底下有火，火力的热能迅速使得青菜的水分析出水变软变小。经过炒熟，这个锅原本装的满满一锅青菜就变成了一个锅底的量。这个过程既是"受盛"，也是"化物"的展现。

锅里的菜好比是胃里吃进去的东西，锅里放的炒菜油好比是胃酸，炒菜过程中加的水量好比是喝进去的水，如果加太多水，那就不叫炒菜，那叫炖菜，对于胃来说，它每天的工作都是炒菜，不会存在反酸烧心，可是现在变成了炖菜，水太多了，不容易被气化，所以就沤在一起发酵，便引起烧心、反酸。

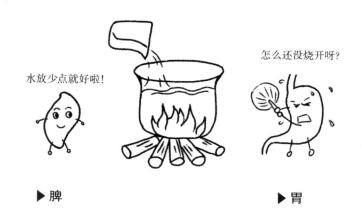

水放少点就好啦！

怎么还没烧开呀？

▶脾　　　　　　　　　　　　　　　　▶胃

米粥养胃只针对以下两种人。

一种是针对吃硬的东西不好消化的人，时常喝粥是养胃的。

还有一种就是病后、术后的病人：脾胃功能没有恢复，先用粥油调养，恢复胃气再正常进食。包括感冒发烧期间，吃的清淡一点都是必要的。

我碰到过一个烧心30年的病人，吃了各种西药无效，而且吃西药时间过长，每次一烧心就吃铝碳酸镁片，当时管用，事后仍犯。

他吃了我开的10服汤药后白天就不烧心了，但是晚上9点准时烧心。我就纳闷：正常情况用药后白天烧心消失，那应该晚上也不烧心才对，这种有规律的发作必定和饮食有关。我就一通问病人饮食作息：有没开窗户？有没有喝茶？有没有喝酸奶？等等。就像侦探断案一样，不放过蛛丝马迹，最后发现病人习惯每天晚上8点喝两大缸子水……

这就是晚上9点准时烧心的原因。病人并没把这当作是一个不好的习惯，也没有感知是这两缸子水会对胃和脾产生什么不好的影响。

我写过一篇文章：《过度饮水的危害》。不是水喝多了就好，多喝水不能冲淡尿酸，因为水喝进去先进入胃气化，再进入肠道代谢，水不能直接进入肾，跟冲淡尿酸有什么关系呢？多喝水也不能冲淡血液黏稠度，原理和道理是一样的，喝进去的水不直接进入血液，怎么冲淡血脂？

多了解一点中医相关知识，这样就有自己分析判断的能力，不会盲听盲信，对自己的健康保驾护航。世人皆醉，愿你们独醒。

6 癌症病人不要追求高营养、高蛋白

经过了祖辈、父辈年代食物的匮乏和贫瘠，在我们这一代和下一代迎来了物质非常丰盛的年代。有营养，是大家一致追求的目标。高蛋白也是大家对食物判断的一个标准，觉得这就是好的。可是，万事万物都在逆转，都在找最适合自己的平衡点。很多人经过一段时间的丰盛饮食之后，发现自己长期大鱼大肉、各种海鲜，没有运动，身体出现"三高"了，长肿瘤、息肉了，转而就开始吃素。

肿瘤、肿块、囊肿、息肉等都是一种能量的瘀积。正常情况下，气和血都是流动的。气血以流通为贵，以瘀堵为害。

瘀堵的程度越重，时间越长，那么病灶会越严重。

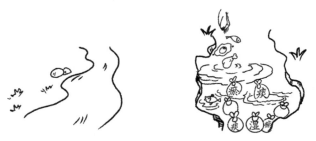

▶ 流水不腐，户枢不蠹

这种能量瘀积形成疾病的原因是一样的，但是程度不一样。就比如说恶性肿瘤和良性肿瘤的区别，恶性肿瘤能够扩散和转移，良性肿瘤不会扩散。这样来说的话，恶性肿瘤，它的生长就非常的旺盛，甚至有的病人是在短期之内突发生长或者快速转移。好像做馒头、包子发酵面团用的酵母，快速膨胀。

这说明丰盛的营养在体内有一种催化的作用。因此，这一类人的饮食要非常注意和小心，切不可在饮食中摄入过多的高营养、高能量的食物，使它变成癌病的催化剂。

能量的瘀积是多方面的，比如中医常说的痰、湿、热、瘀，都是正常能量瘀堵造成的病理产物。肿瘤里有没有血？肯定有。做手术都要做肿块剥离术，剥离越干净越好，就怕血液浸湿沾染的部位造成再生。血本来是人体所需的能量物质，最后因为瘀堵变成了致病产物。正能量变成了有害能量。

中医讲"百病皆生于气"。生气、大怒、隐忍压抑都会造成身体的瘀堵。中医还讲"病走熟路"。好多人每次生气发怒，都是同一个部位疼痛，同一个部位难受。这是因为疼痛和肿块都循经走它熟悉的部位。

病人在肿瘤已经存在的情况下，如果再吃高营养、高能量或者是高糖分、高水湿的食物都会加快和刺激肿瘤的生长。

许多癌症病人做了手术后，身边人觉得他身体虚弱，需要大补元气，让病人吃很多海鲜（海参）、高蛋白（鱼、虾、蛋白粉）的东西进补，造成一部分人在短期之内急剧恶化、转移。这样的案例我见到和听到不少。

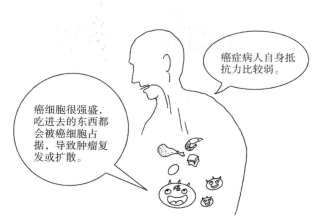

▶癌症病人不能追求高营养、高蛋白

还有一部分病人情绪压抑，心思太重，造成短期内恶化转移。

这就是为什么癌症病人或者是长了包块、肌瘤、痛风等的病人，不要摄入过多的海鲜（各种鱼、虾、蚌壳、螃蟹）、牛肉、羊肉、甜饮料和牛奶的原因。

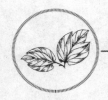

第二篇　养颜瘦身篇

1 正确认识脱发、白发和斑秃

掉头发的人很多，男的、女的、年幼的、年长的，都在掉头发。跟20年前比，现在掉头发的人实在太多，有的人睡觉时掉在枕头上；有的人长头发掉一地；有的人洗完头发不敢梳，一梳头发掉一大把；有的人发际线上移，需要植发；有的人斑秃，头上突然秃了一块，没有头发露出头皮……

掉头发也成了一种时代病。中医讲：发为血之余。这句话的意思是说头发是血所养而成。人体的血先要供养五脏六腑、四肢百骸，之后才是滋养毛发（头发、胡子）。如果一个人的血很亏虚，五脏六腑都不够用，就没有多余的血来滋养头发了，那么就很容易掉头发。

头发干枯、毛糙、断发、白发、脱发都与血的关系密切，但是程度和情况不一样。可以因为血虚，可以血虚+血热或者血虚+精亏，等等。

比如说头发干枯，烫头发的发质就很容易干枯，那是因为用药水然后加热所致。人体也一样，血少就容易导致血液变得燥热，导致毛发干枯、皮肤干燥，所以头发干枯的人存在血虚，但不只有血虚。

对于白头发而言，是头发颜色变白，但不是以掉头发为主，所以代表的身体状况不一样。肝肾同时亏虚出现肝血不足和肾精亏虚，导致肾侮肺金，简单地说就是肺气冲逆，不能化生肾水，就会出现白头发变多。少白头是在少年时期，身体肝肾的状况就已经是中年的身体情况了，也就是说少白头的人虽然只有十几岁，但是肝肾机能亏虚，相当于40～50多岁的人体情况。有先天也有后天，后天比如手淫，手淫伤肝肾、伤大脑，会让人的反应变得迟钝。

而掉头发的问题，涉及心、脾、肝、肾四个脏腑，尤其是肝肾亏虚。就像一棵树，其他树木的叶子葱绿、挂满枝头的时候，这棵树不只是树叶发黄，而是只有稀稀拉拉几片叶子，说明这颗掉叶子的树存在的问题多。中医讲肝藏血，肾藏精，肝血和肾精都是人体的精华，都属阴，代表滋养和润泽。因此，往往在治疗上通过补益肝肾，加上养血润燥清热，服用一段时间汤药就能改善。

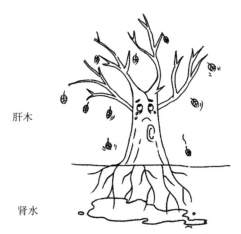

肝木

肾水

▶ 发为血之余，肝肾亏虚，不能润泽头发

　　熬夜是最伤肝肾的行为，所以掉头发、白发的人要早点睡，切记不要熬夜。血压高尤其是收缩压高的人也需要早睡，即晚上11点之前睡觉。

　　斑秃这种掉发，俗称鬼剃头，涉及情绪的问题，往往是在某段时间由于压力大、郁结，担忧害怕所致。有的人能够不吃汤药，自己很快长出来。但是有的人却长不出来。查看斑秃部位的头皮，如果没有绒毛发，则不容易长出来。在治疗上，也与掉头发不同，需要疏肝理气，同时补益肝肾，不过这得根据病人的具体情况随证施治，但是疏肝理气必不可少，这是区别。

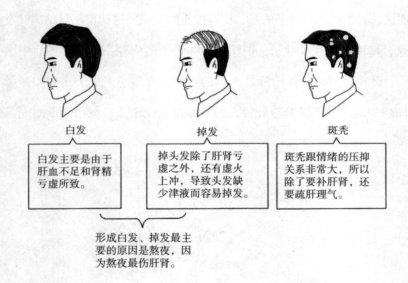

白发　　　　　　　掉发　　　　　　　斑秃

白发主要是由于肝血不足和肾精亏虚所致。

掉头发除了肝肾亏虚之外，还有虚火上冲，导致头发缺少津液而容易掉发。

斑秃跟情绪的压抑关系非常大，所以除了要补肝肾，还要疏肝理气。

形成白发、掉发最主要的原因是熬夜，因为熬夜最伤肝肾。

　　有一款中成药给大家介绍一下，但并不推荐大家都去使用，因为不是所有人都适合。七宝美髯丹，药店有中成药出售，出自清代《积善堂秘方》，是治疗脱发、白发的一个中成药，属于局部治疗，药方组成：赤何首乌、白何首乌、赤茯苓、白茯苓、牛膝、当归、枸杞、菟丝子、补骨脂。药方比较简单，但是炮制方法很讲究：何首乌要用黑豆九蒸九晒；茯苓要用人乳浸泡，晒干；补骨脂要用黑芝麻炒香。这个中成药比较滋腻，脾胃运化能力差的人不适合，如果服用后胃胀、反酸或恶心、大便黏腻，则须停服。所有中成药都是局部治疗，比如只是健脾、养胃、补肾，而中医治病的整体思路需要望、闻、问、切，然后处方用药，调和五脏、气血。

2 正确认识头面部油腻

很多人的面部和头发很容易油腻，尤其是有脂溢性皮炎的人，不只是痒，还有皮质增厚和脱屑的问题，这个我遇到过，中医可以治疗。

为什么头发、头皮和脸容易油腻？并且毛孔变粗，又或者是脸上容易长痘痘？

都是因为有痰湿浊，说明肺、脾、肾的代谢不好，同时身体的一部分气是上逆的，虚火上冲，才会把身体中焦脾胃的痰湿和上焦肺里的湿浊上反于头面部所致。

一方面这类人群存在身体体质本来的原因，比如说肝肾亏虚、肺胃气上逆、血虚等；另一方面也存在过于疲劳，工作量大、费脑子、加班，导致透支的能量太多，或者是连续长时间熬夜，导致气虚，肝肾亏虚。

肾水不足不能潜藏龙雷之火，本来龙火是潜藏在肾水之渊，现在水不足了，不能潜藏真龙，变成了飞龙在天。这是一种生命快速燃烧的状态，消耗过快，对身体和寿命都是不利的。

因此，头面部特别容易油腻，头发每天都要洗，脸恨不得半天洗2次，这种表现反映的是身体的一种亏虚和过度消耗的状态。

脉象上的特征是上溢出腕横纹的脉，这种脉代表肾虚精伤，肝血肾精不足。这类人往往腰腿凉，而且怕风怕冷，受点凉风就觉得腿受不了，甚至冒凉气。

时间一久，油腻的头发逐渐就稀疏，甚至秃顶了。

治疗上不可过于清热泻火，以免寒凉中伤，虚火上冲不减少。而是应该养血，滋补肝肾，化痰去湿降浊。

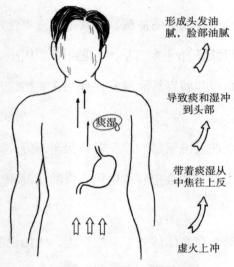

形成头发油腻，脸部油腻

导致痰和湿冲到头部

带着痰湿从中焦往上反

虚火上冲

痰湿

▶ 头发和脸为什么容易油腻？

现代词汇称呼男性"中年油腻"，往往描述的是一副偏胖的体型，头发不精神，脸颊稍胖，关键是脸颊和法令纹有些下垮。这种"油腻"往往也是一种气虚、痰浊上泛的表现。通过中医调理也能解决这种"油腻"

问题。

3 从眼袋看全身问题

中医认为，人在头面五官上的反应，都与身体内部健康息息相关。从五官和面部能看到人体疾病的一个全息。这是望诊的内容，望形、望气、望色、望异常点。

今天来说一下眼袋问题。爱美之心人皆有之。眼袋不仅影响面容美观，会使人显老，而且它还反映出了身体的问题。

在临床看诊过程中，我在给病人调理身体疾病的同时，服用几次汤药后，大多都会带来面部的改善，比如眼袋变小、肤色变白有光泽、雀斑变淡、面部的提升等，这些都是不用刻意地去治疗面部，只需要按脉象和问诊信息去调理人体五脏气血和痰、湿、瘀，自动就会带来这样的惊喜。

眼袋，在眼睛的下方，归脾胃所主，暗涉妇科和男科。这个脏腑所主区域包括上眼皮和下眼皮。我把眼周表现出来的情况归纳如下。

（1）眼皮下垂。这个主要表现为上眼皮耷拉。上眼皮耷拉的人，都伴有面部泪沟、法令纹和整个颊部的下垂。在中医里属于脾气不升、阳虚、气虚。

（2）眼袋偏大。这个主要是会使人显老。眼袋不分年龄，有的几岁小孩也有眼袋，中青年都有眼袋，有的老年人眼袋特别大，像鼓出的鱼泡。越是严重的眼袋说明时间积累越久，身体病程的时间越长。很多有眼袋的人，从小就是肿眼泡，说明从小就脾胃虚弱，阳虚湿重，从小吃饭就不好，整个消化系统代谢不好。因此眼袋问题涉及脾胃寒湿，多伴有下焦寒湿，以及阳虚、气虚。

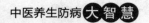
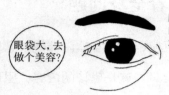

眼袋不是靠美容就可以解决的，而是身体问题，核心是水瘀积在中下焦导致。

眼袋大，去做个美容？

（3）黑眼圈。有的人黑眼圈颜色特别深，一部分人后天形成，一部分人天生就有。我碰到过一个常年上夜班的先生，黑眼圈漆黑如炭。当然这个除了上夜班，还跟他自己身体的健康状况有关，因为不是所有上夜班的人都自带熊猫眼。调理五脏之后黑眼圈减淡了，但是没有消失。黑眼圈的问题不仅涉及脾胃虚弱、气虚、阳虚，还涉及血和津液，存在血虚、肾精亏虚。

（4）眼纹。包括鱼尾纹和眼下笑纹。少数人是天生的，在孩童时代就有。多数人是随着年龄增长，气血亏虚造成的。试想一个新鲜的苹果和一个存放时间久一点水分丧失的苹果，肯定是一个光滑饱满、一个缩小有干纹。所以胶原蛋白的缺少实际上就是气血亏虚超过正常流失。比如女子在28岁是最美好的顶峰，接着28岁后气血就开始走下坡路，35岁面容就略带焦枯，开始掉头发，42岁就面色黄暗没有光泽，开始长出白头发（这是《黄帝内经》讲述的女子生理周期）……可是如果26岁就月经很少，35岁就快绝经了，那么整个生命的衰退进程就是一个超强加速度。

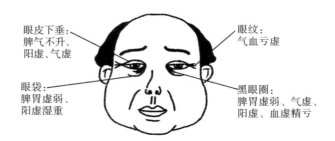

因此，这里所述面部问题，实际上都是身体健康的问题。有位先生跟我说："朱大夫，你顺便给我治一下眼袋吧，我的眼袋有点大。"我说"好。"两次照片一对比，发现眼袋明显变小了。还有女性，不仅眼袋变小了，整个面部的颜色和面部肌肉都往上提升了。我在看诊的时候会拍2张照片，一张舌头，一张面部。很多人服用几次汤药后，给她们对比照片，发现原来中医在调理身体内部的同时，居然也能把美容顺带做得这么有成效。不是为了美容而美容，而是调理身体带来的一个附加效应。

面部的一切问题，都是身体的问题。

人体外在的一切问题，都是身体的问题。

调理内部，改变外部。

4 从肤色论疾病与否

健康的肤色是黄白中透红、有光泽。但是现在这种健康肤色的人很少，满眼望去都是黄晦、暗黑、青黄、嫣红，甚至五色杂陈，很多人的脸色都夹杂暗黑色。不用把脉，这种脸色都是不健康的。

面色是人体五脏气血在外的表现。气血旺盛则面色荣润，气血衰败则色泽枯槁。

诗词中常看到这样的美好描述，比如司马相如《美人赋》的"颜盛色茂，景曜光起"，颜色鲜艳、有光泽；又如陆机《日出东南隅行》的"淑貌耀皎日，惠心清且闲"，颜色艳丽直指人心。

艳光照人、白里透红，是古代美女面容的审美标准。

也有形容男子的，比如《陶弘景传》的"神仪明秀，朗目疏眉"，神色清爽干净、眼睛有神。又如形容嵇康的"萧萧肃肃，爽朗清举"，高挑挺拔、面色清朗。

清风霁月、面目清秀、神色爽朗是男子的审美标准。

过去说女子姿容已老，就称为黄脸婆，即面色黄暗透黑、没有光泽，又或生斑块。其实"黄脸婆"明显是气血不足、神情倦怠、心情不愉悦，甚至苦闷的一个描述，反映了身体、精神和心情状况。这个时期的女子年龄范围比较宽，可以是35~50岁，多为40多岁，因为气血不足，人面色黄暗没有光泽，而且月经量少或经期腹痛、有瘀血等，又因为气不舒畅而情绪郁结不欢。

中国人面色的底色是黄色，健康的肤色是白黄透红，明亮有光泽。除去黄色，人的面色还可以呈现另外五色：赤、黄、青、黑、白。

以青色举例：

有的人身体寒气偏重，皮肤透露出青色；

有人肝气太盛，脾气暴躁，面透青色；

有的人血瘀或身体疼痛都会透出青色。

其他颜色或几种颜色兼杂，也都反映了身体、心情、家境的情况。面色不仅可以反映身体状况、心情状况，也可以反映运势好坏。运势好的人面带喜色、五官舒展、神采奕奕。

因此中医高人，望色而知病。

很多人来我这里调理前肤色黄黑的、青黄的、晦暗的、灰蒙蒙的、锈色的，经过调理之后，不仅身体改善，还收获了一个好的面色和气色。大部分人的面色变得比之前红润、透亮、有光泽，很多人发生了惊艳的变化。

因此，面色就是一面镜子，一台X线机，健康的、不健康的，有痰、有湿、有瘀血、有心事都能反映出来。

5 正确认识肥胖

■ 痰、湿体质哪种更不容易瘦？

临床看诊的时候，很多人的脸都是肿的。其中一部分人知道自己脸肿，还有一部分人并不知道自己脸肿，是服药后第二次来拍照对比才发现水肿的脸瘦下去不少。

这两类人群对水湿的代谢都不好。

这是湿偏重的体质，容易造成虚胖。

因此当我跟她们说湿重的时候，还有不少人说："我一直喝祛湿茶呀？"

提到湿气重，我们要明白湿气的来源和产生原因，喝红豆薏米祛湿茶或者薏米荷叶决明子茶，只是一个心理安慰。这些只是把祛湿功效的药物或者食物拼凑在一起，没有中医药的灵魂。中医药的灵魂是病理机制及治疗思路，是一套排兵布阵、协同作战的方法。

如果湿气就这样简单祛除，怎么会有这么多人看病、得病呢？人体内的高温与湿杂在一起，成为湿热状态，再与体内痰浊瘀等纠结，就会造成比较重大的疾病，比如肿瘤。

湿在身体聚集，会造成局部肢体或身体发凉，严重的会觉得冰凉或冒凉气的感觉。

湿聚在关节，会造成关节冷痛；

湿在上，造成脸面浮肿；

湿在下，造成肢体浮肿、沉重；

湿在胸、腹部，造成积液；

……

祛湿要忌口冰饮及生冷寒凉之物，否则湿从口入，再从内生，更难祛除。

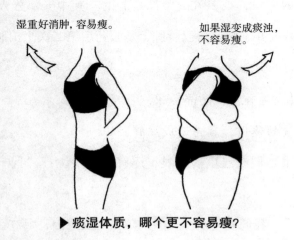

▶ 痰湿体质，哪个更不容易瘦？

还有一种痰偏重的体质，更造成体重居高，局部肿胖。

而且这种体质减肥很不容易瘦下来。

为什么呢？

中医认为湿、饮、痰是同一类性质的东西，但是程度不一样。湿聚集成饮，湿和饮炼液成痰。就是我们说的痰饮、痰湿，不是完全一样的。

湿相对来说更加稀一点，为液体状态。痰相对来说更加黏稠一些，是流体或者固体状态。

比如，痰重的人，身体的胯部、大腿、上臂、腹部都有大量聚集堆砌的"肥肉"，其实这个肥肉是痰浊。

再如，有的人身上有脂肪瘤。脂肪瘤就是痰聚集在一起变成的痰核。手感上质地或柔软或偏硬，聚集成团、块，隐藏在皮肤下，用手捋一下，很容易摸出来。

如果等到身上长出脂肪瘤，那么这个人的痰浊就很重了。

痰浊在经络容易导致肢体麻木；

痰浊在关节腔，容易导致关节冷痛；

痰浊在血脉，容易造成血栓；

痰浊在大脑，容易造成脑梗死或痴呆；

痰浊在胸腔、腹腔、盆腔，容易造成肿瘤；

……

化痰祛湿更要忌口冰饮及生冷寒凉之物。否则湿从口入，再从内生，更难祛除。

无论痰偏重或者湿偏重的体质，这两类人群都存在阳气亏虚，局部郁滞不通、气血运行不畅的病因病机。但是存在个体差异，有湿往往兼痰，因此痰湿容易共存，但是从湿变成大面积的痰浊，需要一段时间，又或者病程时间长+阳虚的程度更重。

因此痰偏重和湿偏重这两种体质的调理，时间长短是不一样的，用药治疗的侧重点也是不同的。

有的人服用短时间汤药就能明显瘦下来，并且体重减轻。

还有一部分人体重没有减轻，但是照片上面明显变瘦。

但是还有一部分人同样长度的服药时间，体重没减轻，照片对比也没有瘦。这是因为痰重的人比湿重的人更难治疗，因其形成的时间更重，阳虚更重。

排湿可以走大便、小便、身体毛孔。

但是化痰，基本只能把块痰化散开之后，从大便走，一般大便会变稀或者黏滞。

■ 脸和身体为什么容易水肿？

我在看诊过程中碰到很多人脸部水肿。

这种水肿有一部分人自己知道，告诉我："朱大夫，我每天早上脸和眼睛很容易水肿。"

还有一部分人，自己面部水肿而不自知。坐在我对面，我告诉他："你的脸有点肿。"他们说："我没觉得呀。"我说下次看照片对比。服用汤药治疗其他问题同时带来惊喜：脸瘦了很多。他们看了照片对比后说："真的呀，脸瘦了，我以为是胖的呢。"

有少数人专门来调理水肿（身体肿和腿肿），但是很多人在调理和治疗其他问题时，常带来这样的效果：脸瘦了。能够喝几次汤药就瘦下来的脸，都是水肿，只是程度不一样。

水肿有的表现在脸，看起来脸显胖，调理后脸很快就瘦了，对比照片明显；有的表现在全身，体重减轻很快的都是水肿，不容易瘦下来的都是水湿变成了痰脂；有的表现在腿，年轻人大腿粗，老年人小腿和脚踝水肿凹陷。

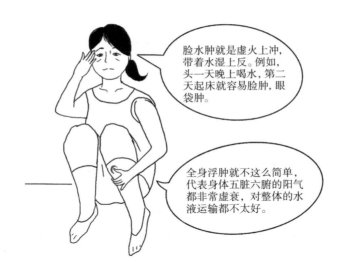

脸水肿就是虚火上冲，带着水湿上反。例如，头一天晚上喝水，第二天起床就容易脸肿，眼袋肿。

全身浮肿就不这么简单，代表身体五脏六腑的阳气都非常虚衰，对整体的水液运输都不太好。

容易水肿的有以下这四类人群。

第一类：心脾肾阳虚，对水液代谢本来就不好的人。

这类人胖的、瘦的都有。身体运化水湿的功能本来就差，还比较爱喝饮料、爱吃水果、爱喝茶，甚至强迫自己喝水。这些都会加重身体的湿气。年轻人有虚火就走头面，造成脸部水肿。肾阳虚厉害的就走腿，很容易粗大腿和肚子。老年人脾肾阳性进一步加重，很多腿和脚踝水肿，按下去一个坑。

第二类：血虚的人。

血亏虚的人很多，尤其是女生月经量少的，都是血虚的。男的脾气大+不爱动的也存在血虚。

血虚的年轻人，容易月经前水肿。有虚火的容易月经前头痛。

头痛是难受的，所以一般人都知道。但是水肿，包括脸肿，很多人不注意，习惯了镜子里的自己。只有少数对自己身体敏感关注的人知道。

第三类：不吃碳水或者节食的人。

不吃碳水就是不吃主食或者吃得很少的人。节食就是为了保持苗条或者因为职业需要而长期严苛控制饮食、主食的人。

现在临床上也能碰到不少这种人，他们不吃主食反而虚胖。虚胖就是水肿，从脸到躯干和腿都肿，因此显胖。不水肿哪来虚胖？有的姑娘说她都吃这么少，还瘦不下来，喝口水都长肉。是的，就是这样。

第四类：上面任何一种+熬夜的人。

熬夜就有虚火，虚火就走头面。这类人容易脸肿，脸上容易长痘痘，头面容易油腻。

十几年前我碰到一个跳舞的姑娘，经别人介绍找我的。她不吃主食，什么都吃得很少，还显胖，体重瘦不下来。我一看，脸是肿的，身上也是肿的。我劝导她半天，别还没瘦下来，身体就垮掉了；要好好吃饭，可以吃少一点，但是不能不吃主食。

不仅是中医认为主食对人体是续命的，它们都是天然再生的补肾、养胃气的食物。

现代医学也认为，如果长期摄入主食不足，加上胃肠功能不好，不能及时把碳水化合物转化成糖，就会消耗脂肪分解，会造成饥饿性的酮症，这时酮进入大脑影响身体的判断力，进入口腔还会产生铜臭味。

■ 了解肥胖的主因，减肥可以很轻松

肥胖的主因是阳气不足和饮食不够清淡，特别是油摄入过多。

改变饮食，早上喝山药薏仁芡实粥，中午菜少放油少大鱼大肉，晚餐喝点红薯粥就好。

早睡早起，白天多晒太阳、慢跑，尽量不要出大汗，大汗伤阳气，只需要微微出汗就可以。

这样坚持一段时间，体内阳气足了，吃的又素淡，体重很快就能够减下来，而且还不会伤身体，人变得更健康。

一名公司职员，因为应酬多，体重蹭蹭猛长，虽然有坚持运动的习惯，但还是止不住地长肉。后来他听从我的建议，健康饮食，早睡早起，多晒太阳、爬山慢跑，每个月体重都会减一些。

几年后他体重达标了，身体轻盈，精神爽快，看上去年轻了不止10岁。他以前口臭脚臭、睡觉流口水的问题也都没有了，记忆力也增加了，喜欢上了看书，工作事业也上了一个台阶。

他说："自从清淡饮食后，人变得越来越自律，更能够专注在自我成长上了。"

肥胖湿气重，会让人变得懒惰，脑子不灵光。

6 瘦身注意事项

■ 不饿，不想吃东西，就能瘦吗？

临床上碰到很多人都想瘦。

很多人来调理身体的时候告诉我："朱大夫，你不要让我食欲变好，我怕长胖。"

又或者我问他："你有饥饿感吗？"他说："我没有。但是我觉得不饿挺好，这样我就不会想吃东西，不会长胖，我还想瘦一些……"

因此，我发现许多想瘦的人有一个特别大的误区：不饿，不想吃东西就能瘦。这个观念是错误的。他们反而是那种喝口水都长胖的，又或者是那种锻炼、运动也不容易瘦下来的。

有的人在喝汤药过程中，饥饿感增强，饭量增多，反而没有长胖，体重没有增加，脸还瘦了。有的水湿重的人，吃10服汤药的过程中就能瘦1～5斤。

为什么呢？

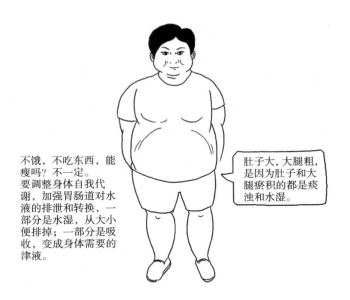

不饿，不吃东西，能瘦吗？不一定。要调整身体自我代谢，加强胃肠道对水液的排泄和转换，一部分是水湿，从大小便排掉；一部分是吸收，变成身体需要的津液。

肚子大，大腿粗，是因为肚子和大腿瘀积的都是痰浊和水湿。

<u>饥饿感是人的胃气，也是免疫力组成之一</u>（另外一个是卫气）。是人在疾病状态下更容易恢复的一个标志。比如说两个身体病重的人，一个食欲好，一个食欲不好，大家都知道那个食欲好的人恢复的要快一点。这是普通人都能知道的一个答案，那就意味着食欲好并且有饥饿感，是人身体比较健康的一个标志。

在临床看诊中，我也发现有的人说他不饿，很少或者从没有饥饿感。这种情况说明他脾气不升，胃气不降。中焦之气不能打开，不仅他身体的气是瘀堵的，而且还牵连五脏。身体的垃圾毒素留存在体内，不能正常地代谢。

■ 想瘦，要调整好身体的自我代谢

我们身体容易发胖，中医认为发胖第一个是对水液的代谢不好，这类人容易胖，也比较容易肿、脸肿、身体肿。第二个是局部的痰湿瘀堵导致大腿粗、肚子大、胯大等。比如说啤酒肚，爱喝啤酒的人肚子比较大，很简单，这啤酒肚里的痰湿水液比较重，肠道水液过多，并且腹部肉里痰脂厚重（这不是肌肉，是废水痰浊瘀塞在肉里）。

简单地说，就是过多的水液和痰湿超过身体日常能代谢掉的，多余的不能正常排出体内，造成了堆积和瘀塞，所以发胖。

第一个原因是自己的身体阳虚、气虚，无法在自己体内进行正常的代谢。

第二个原因是自己过多地贪吃生冷寒凉的东西，比如冰淇淋、冰水、冰啤酒等，导致体内阳气受损，痰湿堆积，不能被代谢。

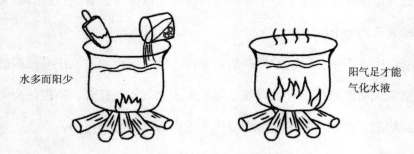

水多而阳少　　　　　　　　　　　　　阳气足才能
　　　　　　　　　　　　　　　　　　气化水液

▶ 生冷寒凉会使身体阳虚，不能蒸腾气化水液

代谢是两个方面的含义，一个是身体的自我代谢，这个代谢是无形的，就是说水湿被气化掉了，这个是看不见的，就好像衣服在太阳底下被

晒干，你并不能看见这个水分蒸发的过程。第二个是通过大小便排泄体内的垃圾、废水，包括肠道的垃圾（大便）和水液的垃圾（尿液）。

除了中药调理，保持饥饿感，只吃五分饱。还应当借助按摩把局部瘀堵疏通，平时进行适量的运动，绝对忌口冰冷饮品。

■ 腹部胖和大腿粗的人应该注意什么？

临床上我碰到很多人，尤其是女生，更在意自己的体型。一摸脉，我问了一些症状之后，告诉她们这种脉，腹部偏胖、大腿往往比较粗。几乎所有人都回答"是的"。

为什么脉象上能摸出来？这就不得不说一下，从脉上得到的是人体虚实的部位和五脏六腑代谢的情况，对应了人身体的各个部位。

首先，肚子大和大腿粗，说明这两个地方容易发凉。轻一点的，病人告诉我这里怕冷；严重的，病人告诉我这里冒凉气，像冰窖，拔凉拔凉的。

产生这种症状的第一种情况是内因：

有的人就经常说自己的胃特别怕凉、怕冷，不敢吃凉的，吃了不舒服；不敢受凉，吹点凉风就胃不适或者腹泻。这类人是身体脾肾阳虚造成的中焦虚寒。脾主人体四肢，四肢寒凉、麻木都离不开脾气阳虚。

产生这种症状的第二种情况是外因：

有的人不适怕凉，而且燥热贪凉。喜欢吃冷饮、吹空调。有的人每天不是冰水就是冰淇淋，甚至是各种甜饮料。这类人是过食生冷造成体内水湿过重，阳气损伤，而出现了腹部胖和大腿变粗。

这是两种不同的体质，造成腿粗和腹胖的原因不一样，第一种情况是自身体质的原因，第二种情况是饮食习惯造成的。总体来说第一种情况的人普遍比第二种情况的人瘦一些，但都存在自己身体比例上，腿和腹部偏胖的情况。

第一种情况需要借助中药调理去改变体质，使自己脾肾阳虚的情况缓解，增加脏腑阳气和温度，使身体能够自热和御寒。调理之后，适量增加一些活动量，使得身体代谢加速，水湿排泄和运化加速，这样比较容易瘦，还能更健康。

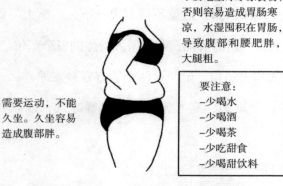

需要运动，不能久坐。久坐容易造成腹部胖。

不要吃生冷寒凉食物，否则容易造成胃肠寒凉，水湿囤积在胃肠，导致腹部和腰肥胖，大腿粗。

要注意：
－少喝水
－少喝酒
－少喝茶
－少吃甜食
－少喝甜饮料

▶腹部胖和大腿粗的人，应该注意什么？

第二种情况的治疗，如下。

（1）除了中药调理，还要改变饮食，禁食冰寒之物。

（2）疏通腹部和腿部经络：腿部拍打或者拔罐，腹部使用按摩棒推刮。因为进食冰冷之物，寒会损伤阳气，阳气损伤就不能正常代谢水液，水液聚集在身体某一个部位成为湿，湿郁时间一久就变成痰浊，在身体肢体和腹部造成的这种痰浊，用双手积压可以看见橘皮样纹路，这就说明局部的痰浊比较重了，变粗变胖的部位不仅痰浊重，而且阻碍经络的运行，所以一捏大腿肌肉就很容易痛。这就是不通则痛。

我有个女病人，脸很瘦，可是大腿特别粗，她也很苦恼，教她这个方法后，她在腿部拔罐，增加气血运行，使局部痰湿瘀堵慢慢化开，再加上推拿和按摩腿部经络，不到一个月大腿腿围瘦了3cm。

我之所以能写得这么详细和清楚，是因为临床看诊每天都能碰到案例，每天我都要分析判断，用药治疗，辅助外用手法，检验临床疗效。好比欧阳修《卖油翁》里卖油翁所说的"我亦无他，唯手熟尔"。

■ 水湿泛滥的肥胖，有气力了才能减

湿气重肥胖的人要多跳绳、慢跑，人越懒动越要动。动一动少生一病痛，懒一懒多喝药一碗。

白天勤动起来，不要管什么减肥，只管动就行。但大动不如小动，小发微汗，是身体健康的可持续锻炼方法。

因为湿气重的人本身就伴有气虚，剧烈运动后，大汗亡阳，把气耗掉了，人就更不想动。对于这类人，可以用五指毛桃、土茯苓、黄芪、薏仁煲汤。这样水湿去，气力足，加上缓慢持久的耐力运动，人就会变得越发精神有劲，活力四射。

一位大学毕业刚工作没多久的年轻人得了肥胖症，200多斤，心脏的压力好大，稍微一运动就气喘吁吁，大汗淋漓。

我说："对于这种肥胖，要有定力耐心，每天坚持走路锻炼，拍打身体，再喝五指毛桃土茯苓汤，身体的水湿很快就会被炼化掉。"

于是他每天提前1个小时起床，然后走路去上班，渴了就喝祛湿汤，工作之余就全身拍打，饭桌上的肉也换上青菜豆腐。3个月下来，体重减了50多斤，气力也很足，不会像有些人减肥后虚弱无力，这是他阳气足湿气退后的自然减重，不但不会伤身体，还有益健康。

水湿肥胖，假如只用药物去减肥，只是节食，只是剧烈运动，即使最后减肥成功，也削弱了身体的正气，从肥胖者变成了病弱者，还是不健康。

应该在清淡素食的基础上，去积极锻炼走路微微出汗，然后再辅助补气祛湿的药物，才是最稳妥的方法。

减肥三板斧

第一板斧是清淡饮食。

第二板斧是练功锻炼。

第三板斧是煲汤食疗或者汤药调整体质。

一般前面两板斧，就可以轻松搞定肥胖的问题，再加上第三板斧，那就如虎添翼了。

十多年前，我的一个朋友体重飙升得很快，单纯通过跑步锻炼已经很难控制住体重了。

于是他便开始了清淡饮食，每个月体重都会降一点，也不需要加大运动量，不需要节食，最后一直保持标准的体重，身心更加清静通透，头脑也更灵活。

在山居的时候，来了两个体重超标的学生，一个200多斤，一个300

多斤，跟着我们一起吃一起住，一起劳动，一起爬山，从刚开始笨重走很短的路都要一两个小时，最后变成几十分钟，从刚开始挺着大肚子看不到脚，到后面肚子缩了一大圈，最后只能提着裤子走路，整个人都瘦了一大圈。

这种清淡饮食加锻炼的方法，不但不会让人虚弱，还愈发强壮灵活。

我们在山里只用前面两板斧，就轻松拿下了这两个的超重学生，让他们身形矫健，奔走如飞。

至于第三板斧，在前面的基础上，平时可以用五指毛桃、薏仁、土茯苓煲汤喝，体重会减得更快。

一小伙子，素爱吃肉，不爱运动，体重严重超标，走几步路都会大喘吁吁，年纪轻轻就得了"三高"，这让他很苦闷，于是想减肥调好身体。

我说："就三招：清淡饮食，锻炼，加点除湿汤，不知你能不能做到？"他说："只要能减肥，我什么都干！"

对于要减肥的人，不能简单地节食，应该调整饮食结构，减少油脂的摄入，白米饭要吃好吃够，才有力气去运动锻炼，这样才是正向的减肥方法。

他用这三招坚持了半年左右，体重基本减下来了，那些"三高"问题也逐渐消失，身体、心态恢复了年轻人该有的活力与干劲。

肥胖的形成不是一朝一夕，减肥的过程也是要日复一日地坚持下去，如果想快速减肥，那么就需要付出更多的代价。

而这三板斧用得好，那就不只是收获减肥那么简单，更收获的是健康强壮不生病的养生智慧！

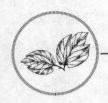

第三篇　男女保养篇

1 月经前乳房胀痛有说法

乳腺的问题比较普遍，器质性病变的有乳腺增生、乳腺结节、乳腺癌。症状表现为乳房胀，或者胀痛，或者刺痛，或者泌乳等，有的能摸到肿块，有的摸不到肿块，还有的凹陷、水肿、破溃等。

有的人乳腺增生、结节是不痛的。但是有的人经常会胀痛，甚至比较剧烈，不仅乳房胀痛，还连及腋下疼痛。

我们来讨论一个问题：月经前女子乳房胀痛正常不正常？

我的回答是不正常，但是比较普遍。女子月经前乳房胀痛具有普遍性，但原本可以不胀痛。经前的烦躁易怒或低落哭泣、乳房胀痛、痛经被称为经期综合征，既然叫综合征，那还是一种病症，不算健康的。

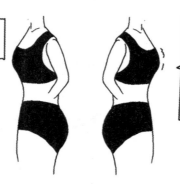

月经前，乳房应该不胀痛。

月经前乳房胀痛，多有爱生气、生闷气等情况存在。经常生气容易导致乳房胀痛，引发一系列乳房疾病：乳腺增生、乳腺结节，甚至乳腺癌。

▶ **女子月经前乳房胀痛正常不正常？**

比较健康的情况，是女子月经前乳房不胀痛，经血下来比较快，肚子也不难受。不能因为经前乳房胀痛的人多了，就说这种现象是正常的。当然，非经期乳房胀痛和刺痛就更不正常了。

现在类似的问题还有以下几个，比如月经期小腹疼痛，是不正常的，因此痛经是疾病的一种。更年期综合征是不正常的，因此更年期综合征也是疾病的一种。更年期综合征的出现是身体绝经后出现的失调紊乱，这个紊乱是需要治疗的。在更年期没有更年期综合征的人是相对健康的。

很多人都把经期综合征、更年期综合征视为正常。其实，只能说是生理上普遍存在的紊乱，但不能视为正常。举一个例子，癌症不管它变得多么普遍，都是重大疾病，不可能被视为正常的。

再回来说乳腺疼痛的问题。这个问题与情绪的关系很大，容易生闷气、隐忍压抑或者容易烦躁的人，乳腺问题多一些，也更容易疼痛。因此月经前乳房胀痛的人，也是在经前更容易烦躁的。

爱生气加上肝血亏虚，导致气滞血瘀，乳房容易长结节，3级的乳腺结节就需要调理了，等变成4级，罹患乳腺癌的风险就比较大。4级a有些医院要做穿刺，如果没有发现癌细胞，不做处理，可是有的医院直接要求手术切除。4级b就不用说了，穿刺发现癌细胞的概率变大，多数要求手术。

中医常说"痛则不通"，简单的几个字，内涵丰富，是几千年的智慧。补充一点，突然出现的身体疼痛，如颈椎痛、腰腿痛，除了磕伤摔伤，大多数都是受凉。乳腺问题，常常按揉以下几个部位，可以缓解和改善。

（1）两乳头连线的中点：膻中穴附近寻找痛点，甚至从天突穴到膻中穴附近痛点按揉。

（2）脚趾头筋腱缝隙（以太冲为例，4个脚趾缝），哪里痛按哪里，寻找痛点。

（3）两个腋下，摸一摸有没有疙瘩或者包块，可拍打腋窝或者找理疗师揉开包块或者疙瘩。

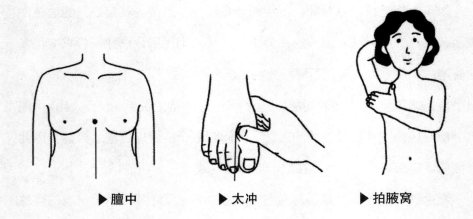

▶ 膻中　　　　　▶ 太冲　　　　　▶ 拍腋窝

2 宫颈癌的预防和治疗

宫颈癌的检查手段主要是HPV和TCT两个检测项目。在检测中如果发现HPV是高危阳性，加上TCT异常，医院一般会增加做一次活检，看看组织里是否有癌细胞，如果有癌细胞则为宫颈癌。因此，HPV高危阳性和低危阳性都有诊断意义，程度不一样。

脉象上可以摸出HPV阳性的可能性。这种时候我都会询问病人，HPV查过没有？容易阳性。有的病人做过体检，会告诉我HPV16阳性或者其他阳性。有的病人没有做过相应检查，之后去检查其中一大部分都有HPV阳性。她们反馈给我的检查阳性的例子就不少。

HPV阳性既然摸脉能摸出来，那么中医也能治疗。我临床看诊时碰到有几个人专门来治疗HPV阳性。我挺惊讶，问谁推荐的。因为我这里病人来看诊全是朋友、同事、家人推荐和介绍的。结果这位病人告诉我，她们俩人居然是在医院碰到的，一个复查HPV转阴，一个查出阳性，转阴的就推荐这位阳性病人找我调理，是这样介绍而来。

为什么说脉象上摸出的是HPV阳性可能？因为中医是定性，西医是定量。定性就是比如说小腹寒湿瘀，给定出是寒湿瘀这么个病理产物的环境。西医定量是用指标的数值来说话，我们经常在检查报告上看到指标是一个区间，如果数值不在这个区间里就叫超标，是有问题的。但是接近这个上限都叫正常。因此在这种情况下，即便是HPV检查正常的病人，在妇科方面也是会可能出现问题的。

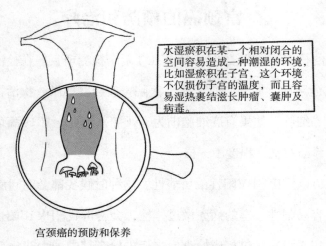

水湿瘀积在某一个相对闭合的空间容易造成一种潮湿的环境，比如湿瘀积在子宫，这个环境不仅损伤子宫的温度，而且容易湿热裹结滋长肿瘤、囊肿及病毒。

宫颈癌的预防和保养

▶宫颈癌的预防和保养

　　因此这就涉及一个治疗和预防问题。有的人说打HPV疫苗可以预防，这个我还不能肯定，但是我病人里就有人对我说她已经注射了疫苗，我说疫苗也没有百分百保险，可以去查一下。有几个女孩按我说的去医院检查，确实HPV还是阳性，其中就有高危。

　　因此治疗和预防都是要从子宫和妇科环境去解决和预防才行。如果子宫是一个长蘑菇的环境，我们只是把长出的蘑菇掐掉，那这个环境还是会长蘑菇。如果子宫是寒湿瘀这样的环境，那么长肌瘤、长囊肿、长息肉或者HPV阳性就好比长蘑菇一样，肯定会长，只是时间早晚或者程度大小的问题。

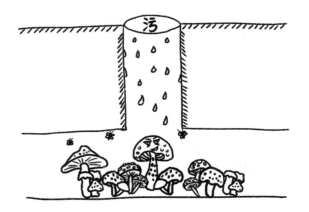

▶ **长息肉、肌瘤的子宫就像潮湿阴暗的下水道一样**

因此，治疗上就要升阳、温阳，再加上养血、祛湿。如果有瘀血，还要加上化瘀。我有治疗HPV转阴的案例，也有治疗子宫肌瘤、囊肿息肉的真实案例，就是用的升阳、温阳、养血、祛湿的治疗方法。

提到预防，如何预防呢？预防还是中医老生长谈的几个方面，现在癌症这么多，与此都有关系。

第一保持子宫的温度，不能让子宫处于一种寒湿状态，即宫寒的状态。那么需要忌口生冷寒凉，尤其是夏天的冰镇饮料、冰淇淋，是罪魁祸首。

第二保持气机舒畅。人难免有七情，会影响身体气机的畅达，可以定期寻求中医调理，养成一个保养汽车的习惯去保养自己。

第三小腿不可穿得过少，受冻受凉一定会影响小腹，不要认为小腿距离小腹很远，但其实经脉和气血都是相通的。

第四不要超过11点睡觉，早睡可以养肝肾，对子宫直接和间接都有好处。熬夜会导致虚火上冲，虚火需要大量肾水去灭火，会导致肾阳微弱、肝肾阴血不足，最后从身体内在导致小腹寒凉，这个与吃冰镇东西造成的小腹寒凉是不同的。

3 注重前列腺的保养

男子中年以后很容易出现小便尿不干净，或者乳糜尿、勃起减弱、射精痛等前列腺炎的症状，老年时容易前列腺肥大而尿频、排尿困难、尿急或尿痛，或者尿后沥滴等，又或者慢性盆腔疼痛、前列腺增生或钙化。

现在这些症状也逐渐年轻化了，有的人二十多岁、三十多岁就出现部分上述症状，比如小便等待、尿不尽、尿急、尿痛、勃起障碍等。

中医对前列腺的认识主要与心、肾有关，其次与脾、胃有关，再其次与肺有关。

首先，前列腺直接与肾有关，肾阳足才能蒸腾水湿并气化。

肾阳弱或者虚衰则不能很好地蒸腾水湿，会导致水液凝聚成痰、成饮。

随着人体温度和时间的炼化，最后常年集聚的水湿发展成前列腺的增生和肿大。

前列腺癌产生的病理原因就是如此，所有一切疾病都离不开痰、湿、瘀与时间的不停炼化、附着、增加、扩大，直到此处不停发酵成为肿瘤繁殖和疯长的温床。

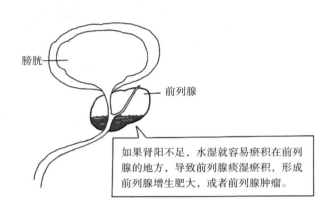

如果肾阳不足，水湿就容易瘀积在前列腺的地方，导致前列腺痰湿瘀积，形成前列腺增生肥大，或者前列腺肿瘤。

有的人肾阳不足，无法很好地蒸腾气化水液，就容易尿频、夜尿、遗尿等。肾阳不足导致的肾水寒凉，则容易精子不液化、活力不足，勃起障碍等。

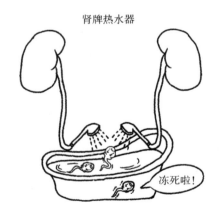

肾为水脏，五行属于水，而水中一点真阳即为命门火。

肾阴凉润，肾阳炽热。

肾本身属水，但是不喜欢潮湿。

因此肾阳不足的人，对水液的代谢能力都会比较差，这样会导致多余的水液在身体停聚，使身体产生疾病，比如下肢水肿、前列腺肥大、尿毒症等。

而且中医认为脏腑不是独立存在的，一脏病累及其他脏腑病。

因此，喝太多水，包括饮料、茶水、白水等，都会加重肾的负担。肾的代谢能力是一定量的，每个人体质不同，这个量是不一样的，但凡超过这个量，就对身体有伤害，是疾病的来源之一。

其次，中医讲心在上，肾在下，心肾相交，则水火既济。才能使得心火不亢盛：人不烦躁，神识清明；使肾水不寒：肢体不凉、生殖功能正常、头脑敏捷。

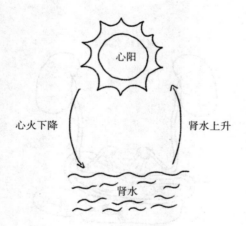

心为火脏，肾为水中一点真阳，它们都不喜欢寒凉。

因此，进食冷饮（冰淇淋、冰啤酒、冰水、冰箱吃食等）、在寒凉的环境中生活，都会损坏心、肾功能。这个心、肾功能不是仪器和实验室检查查出来的功能，而是中医讲的心、肾对于人体的功能。

先有功能的损害，进一步才有器官的病变。因此，功能病轻，器官病重。

也就是说，在中医这里能解决的问题，都能有效防止或减轻器官的病变。

等到了心脏瓣膜置换、心脏搭桥、安装心脏起搏器等，古代中医叫脏病，是病位中最严重的，当然现在有介入治疗，提高了生存的概率并使寿命延长。现在危害生命的是急性心肌梗死、脑梗死。

再次，脾胃位居中焦，人体中间的位置。脾胃属于土。中医讲万物生于土，万物归于土。因此，脾胃的健运，是身体气血的重要保证。

土能制水。脾胃功能好，能够运化掉中焦的水湿，减轻肾在下焦的负担。

同样的道理，肺的开阖正常，就能保证肺代谢掉上焦的水湿，减轻肾在下焦的负担。而且，肺与肾的五行关系，是肺金生肾水，这点也是肺的开阖功能正常状态下才能达成的。

因此：

（1）保证心肾阳气正常，不能吃冰寒之物，不宜过量饮水（包括白开水、茶水、饮料）。

（2）保证脾胃健康运化，不能过饥过饱，不能食用冰寒之物。

（3）保证肺的开阖正常，则不能长时间待在空调房内让身体不出汗，也不能在健身房出大汗，超过身体的承受能力。

4 手淫对身心的危害

在我临床看诊中，经常摸脉摸到青年、中年男性肝肾亏虚很厉害的脉象。这时我会告诉他："你手淫太多了或者你过去手淫太多了，肝肾就是这样伤害的。"

有的人会说："那都是很久以前的事情了，伤害这么大？"是的，造成的伤害没有调理过，都是亏虚的状态。好比有人赌博亏了100万，他戒赌了，但是他的债务还欠着，还要去还，这个道理是一样的。

对身体造成的亏空，如同欠债，如果没有及时调理弥补，那亏空是永远存在的。

手淫是伤肝肾的。举个特别常见的例子，很多人骨头关节很容易响，比如手指、颈椎、膝盖关节容易响，这个就是肝肾伤了的表现。有的人是体质上先天肝肾亏虚，有的人是后天手淫、熬夜造成的。

长期手淫的人不只是伤肝肾，还会伤脑、伤智力。伤肾比较好理解，精液是从阴茎里出来的，但是原材料是身体的精华物质，这个物质不只是蛋白质，它与生殖功能和脑髓的关系密切。比如学生手淫，特别容易出现注意力不集中、脑子反应变慢，导致成绩下降。

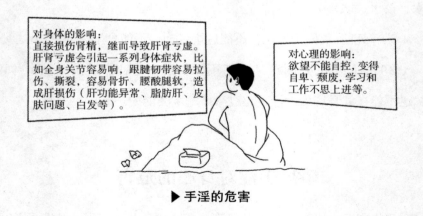

对身体的影响：
直接损伤肾精，继而导致肝肾亏虚。肝肾亏虚会引起一系列身体症状，比如全身关节容易响，跟腱韧带容易拉伤、撕裂，容易骨折、腰酸腿软，造成肝损伤（肝功能异常、脂肪肝、皮肤问题、白发等）。

对心理的影响：
欲望不能自控，变得自卑、颓废，学习和工作不思上进等。

▶ **手淫的危害**

很多长期手淫的人，精液会变得稀薄如水、色淡，没有精液本身的浓稠。正常的精液是浓稠的白米粥粥油的颜色，即米白色。

其次，有些手淫的人后来会变成遗精，他能感受到遗精当日和次日会身体虚软、腰酸乏力、记忆力差。从这些症状上来说，手淫和遗精就伤了肾和脑。

过度手淫伤了肾髓和脑髓的病人我碰到过：容貌已经变成了手淫容貌，智力已经下降，思维已经异常，时而精神错乱时而精神正常，没有日常行为能力，更不用说工作了。整个人都废掉了。

中医认为肾藏精，主骨生髓。这个精男女都有，不特指精液或精子，而是生殖精华和命根精华。肾好骨骼健壮，肾亏容易骨折。肾中的"肾髓"通过脊柱（脊柱也有骨髓）传送到脑，是脑髓的组成部分，所以人的智力和智慧与肾精充足是有密切关系的。

因此，小脑萎缩和老年痴呆都存在"髓海空虚"即肾精严重亏虚的情况。

再者，现在很多不育的男性，精子活力不足、畸形率高，或者少精弱精，都与曾经的手淫和房事过度有关。

这些都是手淫对身体的影响，容易引起前列腺炎、遗精、阳痿、不育、精子问题、智力问题、腰腿骨骼问题等。对于学生来说容易出现注意力不集中、烦躁、脑子反应下降、成绩下降等。

再来说说对心理的影响。

有的人认为适当手淫能够缓解压力，对身心有好处。这个是不对的。首先缓解压力的方法有很多，唱歌、运动、爬山、好友聚会等，都能缓解压力，为何要选择伤害身体的行为？

手淫是受思想念头控制的。念头是怎么产生的？是由所见产生了所想。比如看见一些衣着暴露的女性身体或者图片、视频等，念头一动，欲念就产生了。因为《道德经》说："不见所欲使民心不乱。"当然这里所欲不只是色欲。以前的《论语》告诫众人"非礼勿视"，也有这层含义。起心动念非君子所为。

手淫念头和行为多了，内心的欲望就会膨胀，当不能控制自己的念头时，很容易造成犯罪冲动，也容易造成狂躁、抑郁和焦虑情绪，甚至反常的行为和精神错乱问题。

国外一位解剖精神病学家在他的书中指出："几种疯狂类型的精神疾病是由性泛滥与手淫造成。尽管大脑主要由卵磷脂组成，当它以精液流走的形式丧失的时候，器官必须动用组织与脑神经来替代。在每次射精时，男性损失数百万的精子，伴随着大量能量，这些损失的能量不可能很快就得到身体的补偿，因为精子的产生需要6天左右的时间，那么器官就会动用组织与脑神经来暂时代替，这对大脑的损伤是很大的。"

因此，无论中西方的理解和认知如何有差异，但归根结底，手淫对身体、心理和精神层面造成的损伤和伤害的认知是一致的。

不见所欲：少看少想，控制好自己的眼睛、念头和行动，及时调整好心态，必要时寻找中医调理。

5 不要小看女子月经量稀少和男子无晨勃

女子月经量极少或者不能按月而来，又或闭经，或提前绝经，这是一个气血极度亏虚的状态，不能忽视。

很多人觉得自己月经不来了没事，不疼不难受了。有的人说自家小孩初潮3年以来，一年只来3~4次月经。

这些都是不行的，需要治疗。

人身体有个开阖机制。

很多初潮后月经不规律的女孩不是说等到长大了就规律了。

《黄帝内经》说："二七女子天癸至。"这个就是我们女孩身体的一个开阖机制被启动，14岁月经就按时而下了，也就是身体发育到成熟阶段了，就来月经。

女子七七天癸竭，这就是身体衰退了，脏腑气血亏虚了怎么还能往外流血呢？水源干涸了，阀门也就自动关闭了。

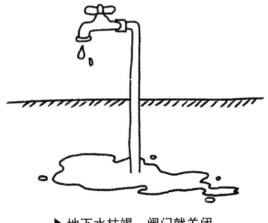

▶地下水枯竭，阀门就关闭

任何事物都有生、长、衰、亡的过程。你看水果植物，它们的开花结果，它们的瓜熟蒂落，都是有周期规律的。咱们再看我们使用的产品，如汽车、手机，它们也都有一个使用的生命周期，到时间就要更新淘汰。

所以，世间的万事万物都有这样一个生长、旺盛、衰退的过程，人也不例外。

我们人体的血量变得很少，才会出现极少的月经量，甚至身体自动屏蔽掉了月经，提前开启了暂停或者关闭机制。

中医讲，气行血，血载气。血少一定会气不足。如果血不仅是亏虚的程度，而是严重亏虚的程度，那一定会伤精，也就是说，五脏六腑都伤了。找我治疗过的人，有一部分可以在处方单上看到一个诊断：五脏虚损，就是这种情况。以前七格的电量可能现在只有两格的电量，才会发生这种机制的提前开启。

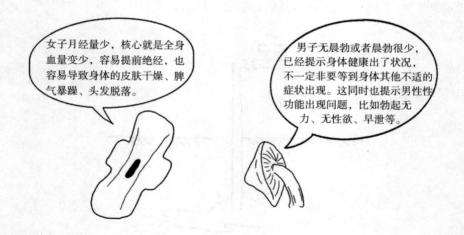

男子在这方面也是完全一样的，临床上我看很多人非常年轻，20岁、30岁、40岁、50岁都存在没有晨勃的情况，或者是阳痿，或者是中途痿软。

女子月经和男子晨勃都是正常的生理现象，同吃撒睡是一样的生理现象，没有正常的生理现象，那就是一种疾病的状态。男子他不可能来月经，他没有这种生理机制。

《黄帝内经》启动的生理机制，男孩子晚一点，男孩子二八肾气充足，天癸到了，精气满而能外泄，具备了生育的机能。

但是如果这个时候男孩子手淫，那对这个肾精的伤害是很大的。临床上我也碰到很多男孩子，在初高中手淫太多导致的精亏：脑子记忆力下降、反应迟钝、烦躁易怒、骨骼易碎、筋腱易断。

如果是成年人，在这个时候手淫太多，哪怕是到了30岁、40岁、50岁，也会留下这些伤精的后遗症，比如没到更年期就不能勃起了、没有晨勃了，或者同房的时候举而不坚。

有的男子身体没有任何不适的症状，但体检报告上一堆问题，如血脂高、肝功能问题、尿酸高、尿蛋白等。摸完脉我就问一句话："你是不是没有晨勃？"这就是五脏虚损。五脏都衰退得厉害，还没有表现到身体症状上。

男子的更年期是八八六十四岁的时候，天癸绝。这时候，他表现出来的是勃起没有了，跟女性绝经一样，随着睾丸激素的降低，精子也在干涸中。

但是跟女子一样，没到绝经期就绝经，肯定是异常的，那男子没有到更年期就出现了不能勃起，没有晨勃，或者是精子稀少等情况，也是异常的。

当很多人没有身体的任何症状时，他觉得他是健康的，但其实有很大的潜在问题。至少从中医的角度来说，他的五脏是虚损的，脏腑的衰退比实际年龄提前了很多年。他身体的电池电量是不足的，也容易出现突发的重大疾病。

6 不拉拉锁敞着衣服，哪个脏腑受伤害

平时经常看见人们敞着衣服，不拉拉锁，也不系扣子，这样穿着松松垮垮很帅气。在气温比较高的时候，这样敞着衣服穿没有毛病。但是在天凉或者天寒的时候，以及经常骑车的时候、走路出汗的时候，这样穿衣服，胃肠很容易受伤害。

如果经常喜欢这样穿衣的人，脾胃肠都不好，可能大伙儿不相信，但这是真的。

有的人，脾胃寒湿重（俗称胃寒），衣服穿得很严实，但是衣服短一点或者下摆大一点，都能感觉在漏风，这样在天冷的季节都容易胃脘受凉。

因为中医认为："在天为寒，在地为湿。"就是说自然界的寒凉与人体内的湿，同气感应，容易受邪。中医的致病原因总是离不开风、寒、湿、燥、火。敞着衣服或者穿得薄，除了胃受寒，关节也容易受寒，子宫亦是如此。就是哪里寒湿重，人体哪个部位就容易受凉。或者反过来说，哪个部位受了凉，哪里的寒湿就会偏重。因此有的人一到变天就腿痛，就是这个道理。

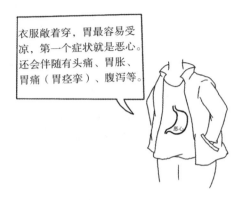

衣服敞着穿，胃最容易受凉，第一个症状就是恶心。还会伴随有头痛、胃胀、胃痛（胃痉挛）、腹泻等。

▶ **衣服敞着穿，哪个脏腑最容易受伤？**

胃脘受凉气或者寒邪直接中伤，能感知到以下症状。

（1）恶心。

（2）恶心+头痛。

（3）恶心+头痛+想吐或者恶心+胃胀+打嗝。

（4）严重一点的直接胃痛（胃痉挛）。

（5）有的人无明显胃不适，但是会觉得胃凉，有的人觉得自己胃像冰块。

（6）有的人无明显胃不适，但是会直接腹泻，这是走肠道了。

胃脘的水湿就像一条河流，位居人体中间，拦住了上面的虚火，导致虚火不能下行，而引发很多人体上部问题，比如头痛、眼干涩、溃疡、失眠、痰浊、长痘痘等；虚火不能下行，导致人体下部寒凉，比如腿脚凉、腿痛、腰冷痛、小腹痛、经血不下等。

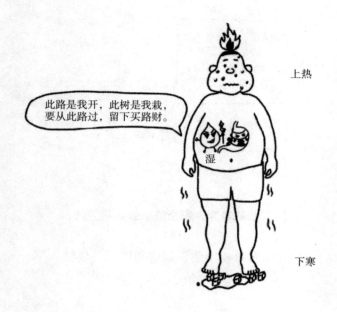

因此，穿好衣服，防止受凉，保护好中焦的胃脘（脾胃肠）才能使人体的气能上下交会，温暖四肢百骸，正常运化水湿和化生气血。

如果有这种情况出现，热敷腹部或者吃生姜和喝胡辣汤、酸辣汤都可以缓解，包括中成药理中丸也可以缓解。

7 温度差就会让人受凉，不需要刮一阵风

在看诊过程中碰到很多人有受凉的症状，告诉他们是受凉了之后，很多人会说："我就在家没出去，怎么会受凉？"又或者有人说："我没感觉我受凉了呀，没有刮风啊？"我会说："这些症状就是受凉，不需要明显受凉的依据。"

西医说的冷空气过敏出现的症状，比如流鼻涕、打喷嚏、出疹子，其

实就是受凉。

一定要记住：温度差就会让人受凉，不需要刮风、淋雨、去户外。比如我们从被窝起来后没有及时穿衣，或者穿的衣服少了抵不上被子的温度，可能就会打喷嚏、流鼻涕，这就是受凉了。因为有些人的身体不能快速适应环境和季节变化的温度，就会出现不适的症状。稍微一活动，身体发热了，就不打喷嚏流鼻涕了，这是因为达到了身体需要的温度。这种情况的自我保护就是增、减衣物，或活动一下，让自己身体快速适应温度。

多数人的鼻炎是在春秋两季发作，也有少数人一年四季都有鼻炎。如果鼻炎是有规律的，那突然的打喷嚏、流鼻涕就是感冒，很好鉴别。

受凉后打喷嚏和咳嗽都是身体自救，是正常的身体机能体现。

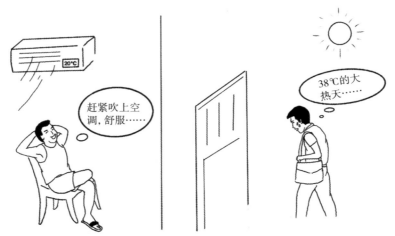

▶寒热或者明显的温度差都会让人受凉，包括季节更替、室内外温差等，不是只有刮风、淋雨才会受凉

受凉的机会也很多：

温度差受凉，如起床被子内、外温度差，室内外温度差；

冷天在户外待久了受凉、开窗受凉；

夏天在空调屋内受凉、晚上开窗受凉；

穿少了受凉；

感受寒气、寒风受凉；

淋雨、涉水受凉……

身体的肺气开阖通过一呼一吸主宰了人体呼吸的气体交换：呼吸道的空气吸入身体转化成人体需要的清气；肺气的开阖还通过毛孔的一开一合主宰了身体内、外温度的过渡、适应。

简单地说，身体需要自己合适的温度，这个温度的保证，是需要肺叶的一开一合和毛孔的一开一合正常工作而达到的。身体热了，体内温度偏高了，就会通过汗液从毛孔带走热量。如果受凉，毛孔的开合功能就会失常，张开得少而闭合得多，肺气不能正常宣散体内的热，所以要通过打喷嚏和咳嗽才能宣畅肺气，自行纠正这种开、合功能，使之正常。因此说受凉打喷嚏是最轻浅的表证，即体表皮毛的问题，也是身体自我机能的调整。

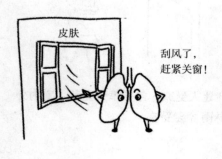

▶ 肺主皮毛

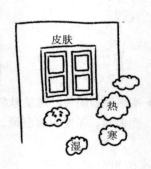

▶ 我们出不去了怎么办?

台式电脑CPU散热需要风扇，如果温度太高，就会影响CPU的运行，甚至坏掉。所以人体受寒或者发热导致的高热，对人体的影响就跟CPU温度过热会有危险是一样的道理。

身体时刻都在进行体内和体外的交换，让身体去适应外界的温度、环境。虽然我们不知道，但它就这样在昼夜不停地交换。

受凉的症状：打喷嚏、流鼻涕、头痛、突然的身上酸痛（颈背、腰腿）、咽喉痛、胃胀、恶心伴随头痛或者腹泻。有的人变天就膝盖痛、腿痛，也是受凉。有的女子天冷腿上穿得少，还会小腹痛、月经推迟、异常出血等；甚至男女都可以因为小腹受凉引发尿路感染。有的人一受凉就容易腹泻、肚子痛、肠鸣。

受凉的部位不一样，症状不一样，以下列举常见的症状。

（1）打喷嚏、流鼻涕、头痛都是体表受凉，邪气在最外面，最轻、最浅。

（2）咳嗽、咽喉痛，风寒邪侵犯了肺系（呼吸道），邪气居表。

（3）身上各种酸痛，如颈椎痛、肩背痛、腰腿痛，可以说在后背膀胱经部位，偏表，但是已经在肌肉层面了，相对于皮毛，要深一层。

（4）关节痛，则邪气入里，到了筋腱或者骨头部位。

（5）女子痛经或非经期小腹痛、排卵痛、异常出血等，寒邪深入肝经或者深入子宫，邪气居里。

（6）受凉就容易腹泻、肚子痛、肠鸣的人，风邪夹寒邪侵犯胃肠，病邪居里。

（7）小腹、膀胱受凉也可以发生尿路感染，我就碰到过好几例，不一定是炎症。

总体来说风寒邪气伤表要轻一些，伤里都要更重一些。

当然了，寒邪伤人引起的疾病很多，远远不止我上面列举的几项。整整一本《伤寒论》都在讲外感受寒受风及受寒化热、转变的疾病。希望不要因为我没说全面，而引发误会。

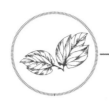

第四篇　四种体质篇

1 癌症体质

■ 癌症体质的形成

癌症体质是五脏阳气虚衰之余，还存在气、血、痰、湿、瘀的瘀堵。摸脉可以摸出来。

从我2012年接触第一位癌症（肠癌）病人以来，我发现癌症病人脉象上都有非常明显瘀堵的情况，多重瘀堵导致脏腑丛生"毒瘤"。实话说，这个提示意义非常大。

中医讲，瘀滞、堵塞都会造成气和血、经络的不通畅，这是轻的、早期的。试想，路上车水马龙、川流不息，这是一种通畅之象，而一旦一辆汽车停下来，必然造成交通堵塞，随着时间的延长，堵的情况会越来越严重。

如果多条道路造成大面积堵塞，则会造成一个城市的瘫痪，我想开车和坐车的人都能体会到。对于人体而言，这种瘀堵就是癌症体质。时间的积累、量的累积，到质变的飞跃，压死骆驼的也许就是那一根稻草：一个诱因。

气和血的不通畅是怎么来的呢？

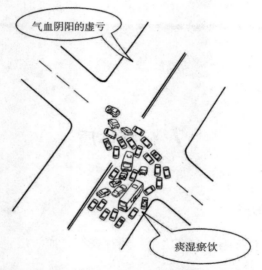

▶癌症体质，就像交通路口一样，局部堵塞得很厉害，其他地方都是空虚的

第一，无形的气。

万病"气"为首。

比如说生气。生气了必然心情不舒畅，甚至胸口满闷。这种情况一般几天就减轻了。但是，万事万物都怕"久长"，一次不可怕，反反复复才可怕。长期的环境压抑、情绪暴躁、郁结不解是疾病的温床。

无形的气会造成有形的瘀滞。比如说中医常讲的气滞血瘀，气堵住了，就会造成有形之物瘀堵：血、痰、湿的凝聚；气不通畅了，人体就容易发霉，招来一些痰、湿、瘀的夹杂。

反过来，痰、湿、瘀就会把这个瘀堵的情况变得更加严重，这就是一种不良的循环。好像滚雪球一样，越滚越大。这样肿瘤就产生了，比如乳腺结节到乳腺癌的转变、肝癌的形成等。

第二，有形之物。

有一些当下摸脉肠道瘀堵非常严重的人，这个肠道瘀堵并不是最近一两年形成的，而是经过了几十年的堆积。绝大部分人都有小时候挑食、胃口不好或者排便不畅的情况。也就是说，很可能是从很小的时候开始，到现在十几年或者几十年累积而成。

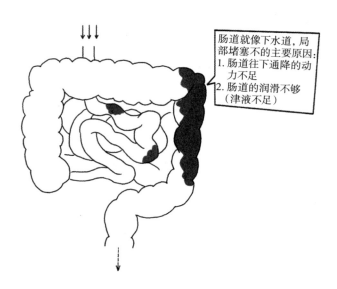

肠道就像下水道，局部堵塞不的主要原因：
1. 肠道往下通降的动力不足
2. 肠道的润滑不够（津液不足）

在找我看诊的小孩当中最小的不到2岁，七八天一次大便。稍微大一点像六七岁的小孩，来调理肠胃的非常多，会发现很多有脉象上的胃肠积食和肠道瘀堵，但调理及时，会对将来的影响小一些。

所以小孩子出现吃饭不消化，排便不通畅或者是大便干结的情况，应该提前进行中医调理。这个就可以把导致他长大以后产生这种瘀堵的情况预防在无形之中。

30～60岁的人，肠道瘀堵得一塌糊涂的大有人在，其中有的人当下没有排便不畅的症状，还有的人很容易腹泻，但也有可能被西医诊断为肠息肉、肠道梗阻，甚至肠癌等。

这说明疾病有一个累积的过程。在任何一个阶段，经过治疗都可以减轻这种累积的程度，恰巧是从未经过任何的治疗和调理的人容易出现重大疾病。累积的持续性和连续性才是病情严重程度的罪魁祸首，但凡是中间调理都可使病程的截断或者减缓。

我更看重未病先防。人应在没有生病之前，采取各种有效措施，预防疾病的发生，而不要等到大病已成才治疗，不仅造成心态的恐惧、身体的摧残、治疗的痛苦，而且生活和生命都大打折扣。

只有直面癌症病人经受的痛苦和摧残，才让人更希望在大病形成之前给予阻断和截断。

脉相上的瘀堵，有轻、中、重不同。

人的左右两手一共有六部脉，脉象所代表的脏腑不同、病位的深浅不同、病位的位置不同。这些部位都可以产生瘀堵。有的人可以瘀堵一处甚至多处。一个脏腑累及另一个脏腑，导致多脏腑同病。

瘀堵会造成气血的不通畅，也会造成气血的太过和不及。通俗地说，就是气血的虚和实。身体有虚有实。这种情况叫作虚实兼杂。但是也有人是纯虚无实。

少处瘀堵反而提前提示，比如囊肿、结节、增生。多处瘀堵造成人的感觉迟缓，对身体变得不敏感，有的人感觉不到有什么不舒服，反而容易"突发"诊断为癌症或者已经转移。

打破癌症体质

我在中医临床一线，在医馆上班，是一名普通的中医大夫，按传统中医方式接诊。

病人进诊室的一瞬间，我已经望其色、望其形、望其神，都在一瞥之间。

等病人坐下来，我摸脉判断病人身体症状、西医病名或可能有问题的体检项目，一一求证并嘱咐需要检查什么项目，然后注意观察身体哪些方面。

再接着是详细的问诊。因为有些问题是笼统的，比如月经量少，但少到什么程度则必须量化。睡眠差，是睡眠轻浅容易醒还是多梦？还是醒了不解乏？胸闷，是一直胸闷还是在室内胸闷？是劳累后胸闷？还是生气后胸闷？胸口痛，是什么状态下发生的？是熬夜？是生气还是受凉？

所有问题的产生，都有其原因，知道得越是详细具体，越能为处方用药的精准性助力。然后在电脑上开方，我的方子算上药引子生姜、薄荷之类，不超过16味药。调理的是全身气血、脏腑、阴阳。并且在诊断一栏，写上中医的证候：肝肾亏虚、中焦郁滞、下焦寒湿，还是气虚血虚、血燥等。

这是我看诊的全过程。

但是，在摸脉的过程中，我发现很多人是心脑血管病的体质和癌症体质。有的人有心脑血管病的风险，我会提示病人备着速效救心丸。癌症体质是可以从脉象上摸到的。有的人已经得了癌症，有的人尚未得癌症或者没有被检查出来，但是父母、祖辈有人得癌症的话，自己的脉象恰好又是癌症体质，那么患癌的风险是比较高的。需要用中草药调理，改变脉象的格局，打破癌症体质。

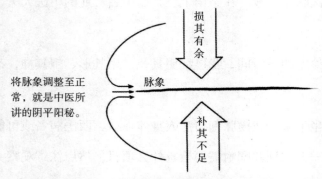

▶癌症体质的人一定存在相应的脉象。通过脉象，能够摸出家族有人得过癌症。脉象上存在局部瘀堵和局部空虚，所以要补其不足，损其有余，调到阴平阳秘

人的八字有格局，风水有格局，脉象上也有格局。不破不立，只有打破这种体质，才能减免患癌风险。得病的概率也取决人亏损的程度和时间的久远。有的人，一去检查，就已经是癌症了。有的人身体漏耗的就像电量快要用尽的电池，用药力挽狂澜，也需要配合不要熬夜、忌口生冷。

一个小朋友，为其摸脉之后询问："你家里有人得脑梗死的吗？"他爸爸回答说："是姥爷。"然后我又问："家里有谁肝不好吗？"回答："还是姥爷，肝硬化。"从晚辈脉看家族长辈身体状况，实际也是体质的继承。

一女性，摸脉询问，发现她本人是绝缘体质（身体感受不到任何症

状）。然后询问家族是否有人得癌症，回答："父亲肺癌，她自己宫颈癌已经手术（脉象上是癌症体质）。"

一女性，绝缘体质，询问其家里是否有人得癌症，回答没有。为了重视我说的情况，去做了个体检，发现自己是甲状腺癌。随后让其母亲体检，发现也是癌症。两人术后继续调理，除了身体症状恢复到正常状态，脉象也打破癌症体质恢复到常脉。

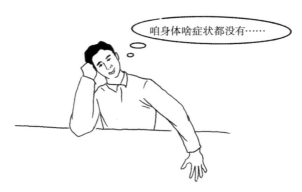

咱身体啥症状都没有……

▶ 感受不到症状并不是说身体真的没有问题，而是因为身体太不敏感了。其中少数人体质天生不敏感，还有一部分不敏感是长期喝冷饮、吃冰棍造成的感知力和敏感度下降所致

一中年女性，月经量大。摸脉询问其父母谁有癌症。回答其父母亲都有癌症。不过她本人尚未得癌症，但是有其他问题，需要调整打破癌症体质，正在我处治疗。

这样的案例很多，每天的看诊中都能遇到。我的医案上记录了多少人，又有多少人被我询问过？

值得重视和深思。中医擅长的本身就是治疗已病和未病。未病可以预防和控制，是扁鹊最厉害的大哥做的事情（扁鹊治疗的是已病），把重大疾病的隐患消除在萌芽状态。

2 沙漏体质

■ 沙漏体质的形成

沙漏体质多是五脏虚损型，即五脏六腑的阴阳气血全部大幅度亏虚，也就是说五脏六腑的"电量"处于低电位。

"朱大夫快救救我，我最近太忙太累，身体又不行了。"

"朱大夫，最近连续一个月加班，浑身难受，身体挺没劲儿，赶紧来找您调理。"

这样的话，隔一段时间就能听到。他们大多数人工作繁重、生活节奏快、经常加班熬夜，工作透支着身体，电量快要耗尽的时候，带动不了机器运行，出现力不从心的情况，身体各种不舒服。

庆幸的是，经过几次的调理，很快他们又恢复了精气神，能够有精力投入到工作、生活中。但不幸的是，过一段时间就又不行，又必须找我"充电"。

这类人的体质我称为"小沙漏"，即先天体质偏弱，后天精气神的漏耗大。一段时间繁重的工作和精神压力会让他们处于"电量不足"提示灯的状态。比大沙漏好的是，通过半个月或者一个月的汤药调理能够比较快地恢复"电量"，这段"电量"也能支撑他们一年半载的充沛状态。庆幸的是，这类人群多数作息规律，还能按时睡觉。

还有一种大沙漏体质。

对这类人群，我经常摸脉之后内心有种无助感。我会告诉他们身体亏损太大，身体就像沙漏一样，漏得太快，汤药补进去的还不够漏的速度快。就好像一部手机，一直在充电，但一直就是低电量，只能插着插头，根本拔不了，拔了插头就没电了。

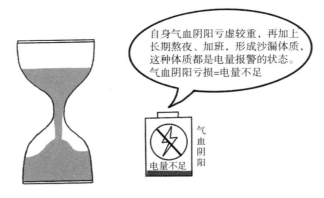

沙漏体质，五脏虚损

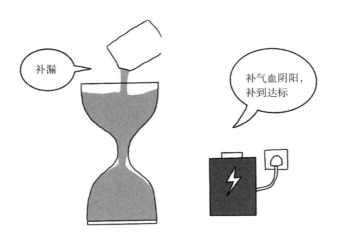

这种体质的人群，除了工作劳累，思虑纷杂不受控制，很难静下来。多数人睡得很晚，甚至经常熬夜到一两点甚至两三点。普遍存在五脏亏虚不足，精气神均不在线。表现出来就是精神和体力都很差，经常喊累，喊困，睡不够，气不足，工作效率差，同样的时间做成的事情少，还花费掉更多时间，记忆力差，情绪上烦躁不安，无名怒火，敏感多疑，人虽壮年但是对什么都不感兴趣，没有快乐感和幸福感。女性还会月经量少甚至几个月不来，提前绝经。

大沙漏人群的治疗是一个漫长的过程。以这种漏耗程度，什么时候能充上电还是个未知数。此类人群需要有意识去减轻压力和工作强度才能改善。这种体质大大缩短原有的寿命，因为生命的燃烧速度太快了。

■ 打破沙漏体质

沙漏体质的人多数是一种五脏虚损的体质，也就是说五脏六腑的元精和气血是一种大亏状态。简单地说，就好比手机电量只有两格，已经处于报警状态。

第一种沙漏体质：与先天有关。

即出生时的体质就是五脏虚损，这个体弱是继承父母一方或者两方体质造成的，也就是说父母都有比较严重的虚损或者疾病。

比如现在很多小孩3~8岁，喜欢坐着玩耍，不爱跑动。大一点的到16岁左右也是不爱动，失去了小孩原本具有的蓬勃生机和活力。有的孩子走走路就容易累，总是要抱。上课或者放学总喊累。体型也是瘦小，体重是不容易长肉。

这种都是先天虚损的体质。

小时候体质上就元精不足，读书很吃力、容易累、注意力不集中、多动、抽动等。如果没有中医药调理过身体，随着每天学习耗费识神和体力，那么孩子的身体就一直处在漏耗状态，就成为了沙漏体质。家长给多少补品都不管用。

第二种沙漏体质：与后天有关。

即出生时的体质是正常的，没有太大的虚损。但是后来成长过程中消耗太大，身体处于透支状态造成的。

比如过度的手淫或房事、持续性的熬夜、工作压力大、思虑过重、失眠和劳累等造成，以上这些行为时间比较长就容易成为沙漏体质。

比如有的病人我一摸脉就问："你是睡不好觉还是熬夜多？你过去是不是有一段时间手淫太多？"

比如有的病人我一摸脉就问她："你母亲是不是绝经比较早？"有的人母亲43～46岁就绝经了，说明她母亲肝肾就比较亏虚，否则不会提前好几年绝经。孩子继承了这种体质，先天就不足。

我经常说欠的债总是要还，没有还，身体就不可能好。本身人体随着年龄增长，机体功能都是下降或者衰退的。中药调理，是让这种衰退和虚损能够找补回来一部分。

有的病人体质虚损（自己并不知道），但是不得不加班熬夜、费脑子思虑，还要扛住压力，在公司内卷中抽身等等。本来汤药调理好之后，正常人应该能保持半年以上比较好的状态：食欲、睡眠、精力和排便都正常。但是因为他们平时工作、家事上的消耗过大，造成了补进去2分，反而漏掉3分，经常处于亏损的状态。但是如果没有汤药支撑，这份亏虚会更大。因此，那些突发心肌梗死、脑卒中等的人很可能就是这种虚损体质从未调理、没有得到及时补救造成元精跳崖式断裂造成的。

因此，打破沙漏体质，就是在出现明显的疲劳、乏力，睡觉都不能缓解、平时总是很累的情况时，就需要及时寻找汤药调理了。

还有一种绝缘体体质的人，甚至连自己疲劳都感觉不到，这种就需要找会摸脉的中医大夫请个平安脉，看五脏是否安好。

随着人体能量的消耗，一段时间之后身体机能就会下滑，这个是正常情况。否则汽车怎么会有行驶5千公里就需要保养的说法。人在使用一段时间后也需要定期保养，通过定期的调理，来打破这种持续漏耗的沙漏体质。

3 中风体质

■ 中风体质的形成

脑梗死和脑出血都属于中医中风，一个是脑血管瘀堵，一个是脑血管出血。

中风最严重的后遗症就是肢体偏瘫，行走、语言、自理功能受到影响。

中风体质也是从脉象上能够摸到的，并且向上可追溯到祖辈、父母，向下可追溯到儿、孙。

有两名女性在我这里调理的时候，从她们脉象上推断其父母有脑梗死，但是当时她们父母确实没有人得病。第二年的3月和7月，这两名女性的父亲分别脑梗死，其中一个3月份脑梗死的还比较严重，因偏瘫在老家无法来京，后来8月又发生第二次脑梗死。

有一40多岁的先生，我给他摸完脉，跟他说："你这个体质容易脑梗死，需要注意。"他告诉我几个月前已经中风了，轻微肢体不协调，幸亏及时发现，后遗症不严重。

这样的体质在临床看诊中天天都能碰到，而且越来越年轻化。一个25岁的小伙子因脑梗死造成半身不遂的后遗症，至今无法正常行走。

有一女士，经常熬夜。有一天洗头后没有吹干，就骑着电动车外出。当天就觉得头皮有点发麻，舌头有点不舒服。3天后就出现了口眼㖞斜。

口眼㖞斜，也叫面瘫，这是头面部中风，是肢体中风比较轻的程度。风在脸部牵引面部肌肉导致出现面部拉斜，引起两侧面部眼睛、脸、嘴角不对称，肌肉麻痹，眼睛或者口角闭合不全。

有一个先生也是口眼㖞斜。原因就是工作劳累，加上长期熬夜导致肝肾亏虚，虚风内动，然后再因到户外受凉或者吹空调，又或者开窗睡觉，第二天就面瘫了，这样的案例非常多。

所以春夏是面瘫高发期。春季多风，自然界的风对于肝肾不足的人，容易肝风内动，引发动风。夏季吹风扇是人为的风，或者吹空调室内温度低，户外温度高，一寒一热，身体不适应，同气相感，引发动风。

临床摸到很多年轻人是脑梗死脉，我都会询问其家里父母和祖辈是否有患过脑梗死。

为什么要询问病人家族是否有这样的疾病呢？又或者本人有没有这样的问题呢？

首先，作为医生，除了解决病人当下已经出现的问题，其次还要告诉病人应该预防未来的问题，比如预防什么疾病，应当怎么预防。

很多人不了解自己的身体，不知道自己的体质和状况，医生的作用就是要让病人了解身体，才能进行预防。没有了解，又何谈预防？

中风的病情有轻重之分，病位有深浅之别。其实吹风头痛也是中风，只是这个很轻，发作于体表阳位——头部，没有列入危害较大之列。

《金匮要略》按照轻重程度归纳为以下四类。

（1）"邪在于络，肌肤不仁"。就是大家平时感觉到的肢体发麻发木、脸部麻木等。是因为络脉受风、受寒等造成的，这是比较轻、浅的病症，危害比较小。

（2）"邪在于经，即重不胜"。这就是大家平时也能感觉到的腿脚、胳膊没力气，不灵活，发僵硬，或者肢体活动受限，不能抬高手臂，不能往后背，或者拿不起东西等。

（3）"邪入于腑，即不识人"。这个"不识人"有两种情况。一是中风昏迷状况或者中风后遗症大脑神腑不明，不认识人；二是老人痴呆的不认识人。

（4）"邪入于脏，舌即难言，口吐涎"。这个也有两种情况。一是中风后遗症言语不清，说话不利索，出现的语言障碍，以及口唇肌肉失约，口内涎水自流；二是癫痫，风痰攻冲于脏造成的言语不利，口吐痰涎。

这所有的情况，我们临床都比较常见，不管是肢体麻木，还是肢体僵直活动受限，又或者是脑梗死、脑出血后遗症。

打破中风体质

有诊断标准，才有治疗标准。中医的健康标准即是治疗的标准，《黄帝内经》很早就给出了治疗的标准：阴平阳秘。

人体存在阴阳、升降沉浮，自然界存在阴阳、升降沉浮，用来诊断人体疾病的脉象上存在阴阳、升降沉浮。因此，阴平阳秘的乱套才会导致疾病丛生。反过来恢复阴平阳秘的秩序或者调理使得阴阳接近平秘，就会健康、喜乐、长寿。

血栓性脑梗死

心肺肾功能差，阳气不足，造成血流流速变缓慢，容易痰湿瘀夹杂，形成脑血栓，即脑梗死。往往存在脑供血不足的头晕、记忆力减退，甚至遗忘、胸闷、颈椎病、认知障碍等。

这个又分成两类，一类有症状的演变成了脑梗死，一类没症状的，仅是认知功能障碍的，演变成了老年痴呆。

出血性脑梗死

中医讲，血热则迫血妄行。肝肾不足，虚火上冲于头，造成血管压力增高。脑出血可以理解成脑血管压力太大，出血后压力得到了释放，这是身体的自我救赎。但是及时发现都能抢救及时，错过了最佳救治时间比较麻烦。

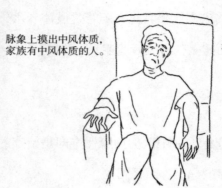

脉象上摸出中风体质，
家族有中风体质的人。

补不足，损有余。

　　既然在脉象上能够摸出中风（脑梗死）体质，那么治疗过程中，每次通过摸脉来了解治疗的进展情况，然后调药，使身体阴升、阳降各归其道，阳气与阴血趋于调和，无限接近阴平阳秘即打破中风体质，这也是所有疾病治疗的准则。

　　但是，这种情况是针对年纪小一些的人，对有脑梗死倾向，父母亦有脑梗死史的病人而言，治疗的意义在于打破这种体质，将来不会有罹患脑梗死的风险。

　　脑梗死也越来越年轻化了，我治疗过最年轻的是26岁脑梗死后遗症半身偏瘫。因此，打破脑梗死体质也需要一个节点，在这个节点前，调理治疗的时间充足，是可以打破这种体质格局。如果离这个节点很近，治疗时间太短暂，可能还是容易罹患脑梗死。

　　对于已经罹患脑梗死并留下后遗症的人，治疗的意义在于修补，最大程度地修补。因为有些创伤造成的后遗症并不能完全复原。比如说脑梗死造成的植物人、半身偏瘫、语言功能障碍等重大损伤，是比较难修复到阴平阳秘的状态。

其原因一：机体损伤比较重。病在气血经络的调理层面要相对容易一些。如果病在脏腑，一般损伤比较大，很多时候很难逆转。

其原因二：中老年人随着年龄越大，身体的底子越差，在这个基础上发生的脑梗死，造成的后遗症的治疗，取决于人体体质。体质好一些的人治疗进度和效果会比较快，体质差一些的疗效缓慢。

其原因三：治疗时间。有的人在脑梗死发病初始及时发现，治疗效果相对较快，后遗症轻。有的人在脑梗死发病已经造成偏瘫或者不能说话之后，再去治疗，效果一般比较差。

4 绝缘体质

■ 全绝缘体质

绝缘体质包括全绝缘体质和半绝缘体质，这两者都是存在重大风险的体质。

绝缘体质的人经常觉得自己身体倍棒，但其实表面上没有症状不等于实际身体没有问题。以我在临床的经验和实际发生的情况来统计，绝缘体质往往是重大疾病的宿根，虽然平时没有症状和感觉，但在体检或其他检查中可能发现心肌梗死、脑梗死或者癌症，一部分人还可能是晚期癌症。

有个患淋巴癌的先生直到颈部淋巴肿瘤破溃才去医院检查，确诊淋巴癌晚期。

有个患胃癌的先生，是一名企业家，平时忙碌操心，从来没有觉得身体不适，突然一日剧烈胃痛，去医院检查，确诊胃癌。术后吃不下，很快消瘦。

有个患肝癌的先生，艺术家气质，平时也是没有症状，突然腹胀不消化，去检查，查出肝癌晚期。

有个身体无症状的女士，摸脉后发现是绝缘体质，脉象很差，但是自己没感到任何不适，随后去医院检查，确诊甲状腺癌。

这样的例子非常多。上面我列举的都是来找我治疗和调理的真实案例。

正常情况下，人有不舒服的地方，出现一些症状，就能在脉象上找到相应的症结点。反过来，医生在号脉的时候，能够知道病人身体上有哪些地方不舒服。

号脉知道的症状跟对方能够感知到的症状，符合率在70%以上，这个称为人脉对应，也就是人病脉病，视为正常。

但是，我在临床看诊的过程中，发现有些人的人脉不相符。这个并不是说摸错了脉，而是问了很多症状，被号脉者平时没有感受到，这种情况下我往往不会开药。因为没有症状，开了药也没有改善的对比。

案例一：有个先生，自觉精神头特别好，身体棒，无任何不适。我想，既然症状没有，那就用西医治标来说话，只要做过体检，就应该知道。我又问："您脂肪肝、血脂高，知道吗？"他说没有检查过。仅仅只是排便不好，吃了10年三黄片来通便。而且每日饮用冰水。

本身身体血虚造成的大肠津液亏虚而排便干燥，阳虚造成肠道向下通降无力，没有找中医治疗，反而时常服用苦寒的三黄片来戕害心阳，每日喝冰水来使血脉更加瘀堵，实数难救。

我嘱咐他女儿带他父亲去查一下血管，因为判断他有心肌梗死、脑梗死倾向。

后来他女儿反馈给我，做了检查，医生直接就留下他爸住院了，血管堵塞，要求装支架。

这已经算是幸运了，有的人没有症状，西医检查也没有问题，但是预后很糟糕。

案例二：有个小伙子在我处调理，一日无意中说起他父亲要做一个小手术，是全身麻醉。我即对他说他父亲心脏不好，不一定能手术。他问我怎么知道？我说他的脉象上心脏不好，倒推他父亲心脏也不好。他说他父亲觉得自己身体可好了，从来没说哪里不舒服。10天后，告诉我，术前检查确实发现他父亲心脏有大问题，血管完全堵死，支架都无法安装，只能做心脏搭桥手术。

以上案例都是全绝缘体质。身体的感知已经非常迟钝，可以说身体已经发不出任何信号了。有一些突发癌症的病人就是这种体质。

这样的例子我碰到过不少。这样的病人过来往往搭完脉之后，虽然暂时没有任何症状的，我也嘱咐去做一个全身体检。

■ 半绝缘体质

就是身体症状表现出来的很少，大部分核心症状本人没有感知，比如心脏不适、疲劳不明显、疼痛不明显等。多数人有习惯长年喝冰水、喝啤酒或者白酒的爱好，少数人没有。

经常看诊一些小伙子，身材高大，一搭脉，亏空厉害，徒剩一个身体的空壳，症状不明显，能感受到的不适很少，就是觉得疲劳，其他症状不明显。这就是《黄帝内经》中说的"形气有余，脉气不足"。这是最典型的半绝缘体，也是存在极大风险的体质。

这种体质不好打破，属于五感六识上面的缺陷，天生的。我治疗过不少人，有些人的感知力能提升一点，但是跟敏感型的人比，差异仍然很大。

绝缘体质人群通常无任何不适症状，因此觉得自己身体非常好，所以存在很大的漏洞。我的病人中，有一些人了解这种体质的危害，会带他们的亲朋好友过来调理，经过几次用药，脉象上会发生明显变化，当脉象合格时，我会告知对方，不需要继续服用汤药。

最早谈到脉病人病问题的是《难经》。《难经》中说"脉病人不病，预后不良"。就是说病人的脉象与实际的症状不相符，提示身体情况比较差。《伤寒论·平脉法》中说道"脉病人不病，名曰行尸"。成无己注解：脉者，人之根本也。脉病人不病，为根本内绝，形虽且强，卒然气脱。

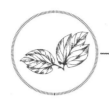

第五篇　情绪致病篇

1 生气和压抑有损健康

生气和压抑比较而言，生气的时间长度相对比较短，而压抑可以是几个月甚至几年。因此，压抑的危害要比生气大得多。

这个标题表达的是两层含义。

第一层含义，**生气容易对身体造成伤害**。比如有的人生气后，就会影响睡眠，睡觉前脑子里思绪纷杂；有的人生气后就吃不下饭或者要吃大量的甜品、零食；有的人生气后就胸口憋闷；有的人生气后就身心疲惫，想蒙头大睡。

很多人来复诊，我一摸脉，就发现最近有生气，绝大多数人一问一个准。为什么？因为生气影响了脉象，脉象上不会撒谎，它真实地记录了所有。包括有人来复诊，发现最近吃了冰东西，脉象上也能摸出。生气都能影响脉象发生改变，那一定会对身体产生不良的影响，这个危害大小取决于生气的强度，有的人生了个大气，那伤害肯定会大，原本明显改善的症状可能会因为这一顿大气之后死灰复燃。临床看诊中碰到这样的例子是有的。

压抑的人，有的是在单位，有的是在家，有的不分场合都压抑、消沉、低落。有的人不喜欢公司的氛围或者某个人，一想到上班就害怕，一去到那个环境就很压抑，害怕继而变成了恐惧，压抑继而便成了抑郁。离开那个环境就能心情好转。

一个压抑的人或经常生气的人，脾肝之气无法得到舒展、升发和畅达，造成局部瘀堵和阻塞，很多人可以在下颌、膻中、腋下等部位找到郁积的痛点。因此这种压抑的情绪，对于某些慢性疾病的治疗会比较缓慢，比如糖尿病、尿酸高、蛋白尿等。这就是我要通过标题表达的第二层含义，即生气和压抑不利于已患疾病的恢复和治愈。

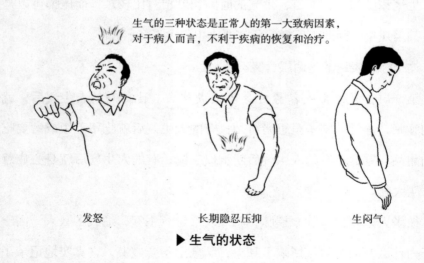

生气的三种状态是正常人的第一大致病因素，对于病人而言，不利于疾病的恢复和治疗。

发怒　　　　　　　长期隐忍压抑　　　　　　　生闷气

▶ **生气的状态**

在我治疗的这么多病人中，我发现很多人的症状在几天或者十几天内改善显著，检查治标很快接近正常或者达到正常值，可是有少数人却很缓慢。

我就思考这个原因，找到的答案就是情绪长期压抑。但凡是每次来被我询问："最近又生气了？最近不开心？你情绪挺低落呀？"这类人群往往脉象都比较压抑。我常常问："你内心深处有什么没解决且让你比较难过的事情吗？"往往都有一个这样的答案："我感情上有点影响，去年分手了；我爸身体不好，需要花钱，家里没有什么经济支柱；我家里有些矛盾，不好解决；我家里不是这事儿就是那事儿，不消停……"

这些问题已经造成了心理疾病或者障碍，继而影响到了身体。当心里不高兴的时候，情绪就会低落，这两者是对等的。绝大多数疾病，现代医学认为与免疫系统失调有关，而免疫系统有个非常重要的因素，就是情绪。

有的人说，我又不是神仙，怎么可能没情绪。是的，我们都是普通人，但是发现自己情绪异常时，可以自我调整，在不能自我调整时应及时寻找中药调理。

另外，我们可以每天进步一点点，以前生气，一气就气一个星期，自我调整之后生气一天就好了；以前生气一天才好，现在听听音乐、散散步，十几分钟气就消了。当家里出现了暂时不能解决的问题，会对我们造成困扰，但是如果想，现在担心焦虑也不能解决问题，还是交给时间慢慢解决，心情应当会平复一些。这些调整都是进步，对身心而言都是积极、健康的改变。

2 正确认识抑郁的状态

如今大家的压力普遍都大，工作很容易不开心，家庭琐事多，知心朋友少，再碰到爱情和家庭不顺心，或者家人健康问题，则很容易陷入抑郁状态。其实，抑郁的产生就是不良情绪积累很久，再加上一根压住骆驼的稻草。

轻度抑郁和焦虑的人比比皆是。临床上我问病人情绪低落多久了，回答少则1年，多则3～5年。服用抗焦虑抑郁药的人很普遍。抑郁多数伴随焦虑症状。

轻度抑郁就是情绪低落、活动减少，用汤药很容易调理，也很快就恢复了心情和斗志。当然我也碰到青春期故意对抗父母的抑郁，这种情况是一种特殊情况，很多父母带孩子去看心理医生，其实心理医生也无法唤醒一个装睡的人，同时需要疏导父母心理，改变父母的态度和立场。

轻度抑郁是情绪低落、兴趣减退，但是没有消极想法和行为。中度抑郁存在消极想法和行为，包括闭门不出、不愿意与人接触，有轻生的念头，但是能控制住行为。轻度抑郁和中度抑郁的鉴别很简单，在问诊过程中，很多病人表现出来的"自调能力"就是唯一鉴别标准。什么是自调能力？就是自我调节情绪、自我安慰和自我开导。

我在看诊中碰到过很多这样的人，情绪低落，生活中没有开心的事情，但是能游说自己，情绪在起起伏伏之中。自己说服自己了，心情好一些，过段时间又低落了。

关于中度抑郁早期的例子，让我印象深刻的是一个年轻护士。我一摸脉，问她心情低落多久了？她说快1年了，最近这个月加重了。我问她是什么工作，回答是护士。她说她一想到早上要去上班，心里就有无数的声音说不想去不想去，是真的不想去啊，去了就不开心，一堆的事情。我告诉她，当心情不好的时候，鲜花也没有颜色，阳光也不灿烂。等心情好的时候，困难都变得不是困难了。这个中药可以治。等下次来就会不一样了。结果复诊来的时候我差点没认出来，她化了淡妆，特别漂亮，进门的时候笑意很深。我说："你现在心情挺好。"她说："是啊，吃了几天药就不怕上班了，工作上的困难也不怕了。"

重度抑郁的病人是有比较强烈轻生念头的。有个印象深刻的粉红女子，她喜欢粉红色，衣服和指甲都是粉红色，陷入重度抑郁大半年，内心无法排解，在医院诊断重度抑郁后不久，跳楼自杀了。

还有一个大姐，因家庭纠纷，陷入重度抑郁，自杀未遂，5年来常年服用精神类药物，常年失眠，不敢停西药，停药就犯病。庆幸的是内心有排解的通道，我称之为"光"，还有"光"能照入心房，就还有救。服用汤药一段时间后停用了精神类药物，并且睡眠恢复正常。

焦虑抑郁的病人建议不要吃寒凉的食物，这里的寒凉包括温度，比如冰水，也包括药性，比如银耳、桃胶、燕窝这种滋阴的食物，多晒太阳，找到发泄和疏解的方法，周围的人多关爱，再加上汤药治疗能够有效改善。

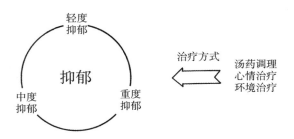

抑郁的治疗包括以下三个方面。

（1）汤药调理。抑郁病人的五脏所藏的"五志"，都无所依靠。比如中医讲肝藏魂，肺藏魄，心藏神，脾藏意，肾藏志，这是五脏所住。老百姓平时都说"谁谁像丢了魂似的"，这个魂不在肝里了，就容易精神萎靡。以前说被吓得"魂飞魄散"，那就是吓傻了。神藏不住，就容易精神错乱。因此，抑郁病人的魂、魄、神、意、志往往都是不全的。

用汤药来养五脏，补其缺失，让五脏得养，让"五志"有藏身之所。

（2）心情治疗。心情低落发展成为抑郁都有一个诱发因素，比如情场、工作失意、亲人离去等，让人的心情跌落到谷底，不能走出来。如果持续一段时间走不出来，就会加重，变成抑郁。所以抑郁病人的治疗还要从心情层面着手：出去散心旅游，家人及好朋友的鼓励和陪伴等。

（3）环境治疗。一个环境就有一个气场。有的人去单位上班，如果那个气场就十分压抑，那么待久了，就会让人更加不舒服，持续的不舒服会导致抑郁。有的人家庭环境很压抑，没有关爱，都是父母唠叨，父母一唠叨，孩子就变得很烦躁和失控。

如果存在这样压抑的环境，那就要改变这个环境或者远离这样的环境。让居住地宽敞、明亮、整洁。如果工作环境让人压抑、烦躁，那就离开这个工作地。或者专门布局一个有利的生活居住环境，来促进心情的愉悦。

3 思虑过度伤心脾

有一种脉象对应的人，性格偏隐忍和内向，比较沉稳，略显固执。与其说不喜欢表达，更应该说不擅长表达，想的比说的多。不高兴的时候在心里生闷气，也不说出来。碰到困难，也不爱说出来。思虑多，脑子想的多。工作上比较能担当，但是面对压力大，不太会释放。积攒的时间久了，容易钻牛角尖，能量低的时候容易变得焦虑、抑郁和烦躁。

这类病人我每天都能碰到，男女老幼均有。男性比女性更内敛和内向，勤勉于工作，隐忍抗压，在工作中付出的多，思虑和操心，在家庭中承担的少。年纪大一些的女性，常沉湎于过去的事情，对于过去曾经不痛快的事情耿耿于怀，每每想起来心中都会抱屈难过。

中医讲，思虑过度容易伤心脾，脾气会郁结。常表现为肝郁脾虚、心脾两虚、肝脾郁滞。实际上这样的人非常多。

很多人除了工作思虑之外，莫名地胡思乱想，各种念头冒出来，还经常往不好的地方想，莫名地担忧害怕。什么事情都要在自己知道的范围内，否则就担心，甚至一个一个电话追问。

这类人群生活中非常常见，我在临床上摸脉经常能够碰到。比如夫妇或者男女朋友，一方就要对另一方的情况时刻关注，外出去哪里要告知，没有按时按点回来就会担心，需要打电话或者发微信追问。甚至自己先生加班很晚都要等着，不等着睡不着。有的是母亲对自己的孩子，这种情况是完全一样的。追问太多往往会造成一种无形的束缚，让对方觉得压抑，想要摆脱。这种情绪和行为非常影响夫妇、恋人和母子、母女关系。

其实这是一种疾病的状态，要说是病，好像重了点，一般人会认为性格就是这样。实际不完全是，一方面确实存在心脾两虚，而且不是短期几个月存在，很多人从小到大几十年都存在心脾两虚，但从未调理过，程度比较重，时间一久，加上亏虚严重，所以说这是疾病的状态也不假。

焦虑是一种病，表现为紧张不安、恐惧、出汗、担忧和烦躁。这种情况和焦虑是一样的性质，但又不完全一样，属于莫名担忧、担心，心里不踏实，想得多。

这种类型的人容易出现睡眠障碍，一想事儿就想得不容易入睡了，甚至失眠；容易出现疲劳、头晕，因为心气、肝气和脾气都不升发；容易出现胁下胀痛或者隐痛；容易出现心脏不适；容易出现腹胀、腹痛、便溏；等等。

这种情况怎么避免呢？要时常给自己吃"定心丸"。告诉自己，对方没事，自己不要想太多，找一些其他的事情分散自己的注意力。培养一种兴趣爱好来养心，经常晒晒太阳来养阳。再就是寻找中医调理一段时间，状态很快就能恢复过来。我们要改变一种调理的态度，不要等到真正病了再去治疗，身体和生命的轨迹中任何偏离正常轨道的地方，中医都可以调理，当然找对医生也很重要。

4 忧虑过度损伤肺气

临床上碰到一部分人肺不好，比如肺大泡、肺气肿、慢性阻塞性肺疾病、肺癌等。他们说不抽烟呀，肺怎么不好？实际上，抽烟太过确实会伤肺，但不是所有肺部疾病都与抽烟有关，我曾写过一篇文章：《熬夜容易导致肺结节的出现》。

情绪对人和身体的影响是极大的。情绪这个东西伴随人的每一个思维和念头，持续短暂或者较长一段时间，与人形影相随，这是每个人都离不开也撇之不去的。

喜、怒、忧、思、惊、恐、悲这七情当中任何一情持续时间过长、程度偏重，都会直接损伤脏腑，可想而知情绪对身体的影响是巨大的。

一位大姐过来看诊，我摸完脉便问："您家最近有什么事情让您担忧、操心，困扰您呀？"大姐说最近她母亲家的房子在装修，不太顺利，一堆事……短短几个月，就伤了肺气。

一位小伙子过来看诊，我问他是不是最近诸事不顺？他说对，工作压力太大，每个月都有任务，担心做不好。家里也不顺心。现在没有个顺心事。

一位年轻男性看诊，一摸脉就感受到了他的担忧，且精子质量不好，我和他说完之后，他说就是来调理这个的。因为准备要小孩，心理压力大。

一位大姐来看诊，我一摸脉，问："您最近担忧什么事？这么影响心情。上次您来看诊还兴高采烈。"她说基金最近跌得厉害，钱全部投进去了，还有别人的钱，想起来就特别担忧。只是自己的钱还好说，还有别人的。

一两天的担忧不会太损伤肺气，因为时间短暂，人体有自我修复能力，就像蜻蜓点水，点在水面泛起涟漪，稍微过会儿水面恢复平静，人体也是这样。但是忧虑和担心达几个月甚至几年，这对肺气的损伤就大了。

比如有个小伙子长期没有正常上班，没有上班就没有固定收入，生活虽然过得可以，但是忧虑和担忧肯定是有的，心里也不踏实，而且持续的时间很长。我一摸脉就发现问题，忧心过重，询问后觉得上面这个事情影响比较大。诸如此类不顺心的事情，很多人都有碰到：工作不如意想换又没找到合适的；房子买不起又不得不买；不想结婚家里又催得紧；等等。

肺气伤大了，自然会出现疾病的表现。肺主人体一身之气，呼吸要靠肺，干活的力气劲儿要靠肺，连背个书包都要靠肺气，有的人肺气虚连背个包都背不动，更不用说气在人体推动血液循环及把脏腑固摄在胸腔、腹腔了，这些都要靠肺气。肺气化气行水，气是流动的，如果肺气因为受凉被闭住了，开阖的功能就减弱了，因此肺腔里就产生了鼻涕、痰浊这些不被气化而产生的水液。

因此，肺气不足，会容易累，气短，走路快或者跑步就喘得厉害。尤其是对于年纪大一些，又有肺气肿、慢性阻塞性肺疾病的人而言，这种呼吸吸不上气、活动喘促比较厉害的情况就凸显出来了。年轻一点的人，可能表现得不太明显，但是背不动包或者后背痛、发紧是可以感受到的。

所有的病都有程度的轻、重不一样，也有时间积累的长、短不一样，所以表现出来的症状和程度也不一样。

肺气损伤严重滞后，同时会损伤心脉，导致心肺功能同期下降。西医的肺源性心脏病就概括说明了这个问题。

因此，大的情绪影响是会致病的，这点不可不重视。尤其是当今社会，声色犬马的诱惑，产生了各种负面情绪，随之造成各种疾病的骤增。

5 烦躁易怒伤肝血

即便是没有感觉到身体其他不舒服，仅仅烦躁易怒这一点，就说明身体已经出问题了，要去做检查，可能会发现肝功能异常、脂肪肝、血脂异常、肝硬化，甚至肝癌。正常状态下，人的情绪是比较平和，不会过于偏激，偶尔烦躁算是正常。但是现代人普遍都容易烦躁，只是烦躁的等级不一样。

在看诊中有的人跟我说他总是控制不住想发脾气，都有点受不了自己了。

有的人，我跟他说一点火就着，没人点火都心里烦躁不安。他说是，特别烦躁。

有的人性格是隐忍类型，不外露，即便心里异常烦躁，也控制得很好，外表看不出来。但是因为内心是很压抑、烦躁的，一旦爆发就是比较骇人的。

有的父母亲也会告诉我其小朋友也会烦躁。孩子的表达方式就是歇斯底里地哭，不依不饶。

不管是哪种情况，异常烦躁，就是身体出问题了。

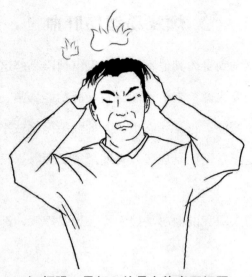

▶ 烦躁，易怒，就是身体出了问题

中医认为，人的情绪是受五脏统辖和约束的。喜悦来自心、惊恐来自肾、怒火来自肝、忧思来自脾、悲伤来自肺。但是这五种情绪的过度表现，会伤害相应的脏腑。肝癌病人就会异常烦躁。

对女性而言：异常烦躁，还表现在月经稀少或月经提前、卵巢功能早衰、子宫萎缩、不易受孕、胎停。

对男性而言：异常烦躁，还表现在精子问题、勃起异常、脂肪肝、血脂高、关节病变、筋腱容易拉伤和撕裂等。

对男女都会产生的问题：记忆力差、反应变慢、失眠、焦虑、脱发、全身皮肤干燥和过敏瘙痒、长痘痘、长皱纹。

异常烦躁，伤的是肝血，表现在：血不足，气有余。

中医认为肝藏血，肝如同"血库"一般，能够贮藏一定的血液，以供人体活动所需。受伤失血过多是会昏迷的，严重的还会导致器官衰竭或死亡。所以血对于人的生命活动有着重要的意义。

血能濡养五脏六腑、四肢官窍：肝受血而能视，足受血而能步，掌受血而能握，指受血而能摄。没有血的濡养，手就发麻，甚至握不住东西，脚就不能正常行走，眼睛就会视物不清甚至变盲。

《黄帝内经·素问》中说："肝藏血，心行之。人动则血运于诸经，人静则血归于肝脏。何也？肝主血海故也。"我解释一下，这句话是说肝是储藏血液的，像一个池子一样，把血液存储起来；心脏的搏动是推动血液运行的。人在日常活动的状态下，血流行于经脉里，人在夜晚睡觉的状态下，血又回流到肝这个池子里进行代谢，生成新鲜血液。

伤肝即伤肾，肝肾同源。所以，肝伤了必定会伤肾，比如腰酸痛、肩颈膝盖的骨骼问题、精子问题、卵巢功能早衰问题、生育问题等。

注意，以下行为会伤肝伤肾。

（1）熬夜。晚上11点后睡觉都算熬夜。凌晨一两点睡的不用说了，用命在熬夜。正常情况下，肝胆在这个时间代谢身体毒素，把血液过滤一遍，化生新鲜血液。如果这个时间熬夜的话，不仅无法代谢毒素，反而损害是双倍的。

（2）房事、手淫过多。这个直接伤精、伤髓。严重会导致人头脑反应迟钝，无法正常思维，异常的人格行为。

（3）多思多虑。有的人念头不受控制，一个一个冒出来，思虑不断，放不下的东西太多。尤其是年轻人的邪淫念头，最耗精亏血。争取养成每天某个时间段闭目养神或打坐。

（4）长时间抱着手机、电脑看。争取让自己的眼睛得到一定的休

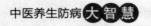

息。古话说了"久视伤血",古代最多就是看个书,都能伤血,现在可全是电子产品。

6 害怕恐惧使身体大气下陷

我在临床上摸脉,碰到很多大气下陷的病人。大气下陷对身体有很大的影响,心理上比较容易消沉、紧张、自卑,身体上气虚疲劳、多思多虑、睡眠障碍、身体疼痛、妇科男科问题等。

一部分是后天形成,一部分是先天就有。不管哪个年龄段都有,小到幼儿,大到老者。对于成年人究其原因,一大部分后天都追溯到小时候的生活,比如父母不在身边,与祖辈生活;又或者父母离异,与单亲一起生活;又或者很小便外出求学;又或者很长一段时间比如2年以上的害怕和恐惧事件;又比如有的小孩天生胆怯、怕黑,要开灯睡觉的,这种是先天的。

有一个二十几岁的女生,我摸脉发现大气下陷,问她是不是小时候跟父母很早就分开了。她说是自己长大的。我很惊讶,便问自己是怎么长大的。她说12岁到北京读书后,就是一个人。随后我恍然大悟:那么小离家,肯定是自己不能选择,带着害怕和不确定,以后所有一切都要靠自己,没有依靠,任何困难都要靠自己去面对,不能撒娇、不能赌气,无论怎么样,都只能勇往直前。

这种脉象的人很没有安全感,因为小时候没有人给予安全感;什么都要靠自己,因此形成和培养了独立自主、诸事不求人的人格特点,有能力、敢担当。

有一个5岁的小孩，爸爸妈妈带来调理。摸脉后询问是不是胆小怕黑。其父母说他连厕所都不敢自己去，睡觉也不敢一个人睡。这种情况多数是母亲在怀孕的时候情绪不稳定，比如家庭矛盾、争执、担忧而导致体内胎儿随着母亲的情绪担心和害怕而造成的。后天中医调理可以改善。

这种脉象的孩子比较胆怯，长大了不够自信，容易形成自卑心理。因此心胆气虚并不是什么好事。"胆子大""胆儿肥"那得有胆气才行。需要用汤药调理胆气，壮胆。

有一个30岁左右的男性，我摸脉发现他也是大气下陷，还缺少父爱。询问他之后发现他从小没见过母亲，自小父母离异，是跟随爷爷奶奶长大的。父亲关心也比较少。爷爷奶奶不只带他一个孙子，还有其他孙儿孙女。可想而知，关爱是不够的，不仅缺少父母的关爱，而且爷爷奶奶的爱也要分给很多儿孙。小时候表现好一些，就能得到多一点关注，否则就没有太多关心和关爱。

这种脉象的人不仅没有安全感，而且性情比较孤僻和冷淡。长大后遇到一个热情开朗的爱人能够纠偏这种性格，让他看到光明和爱。爱能直照人心，温暖冰冷的心。如果没有遇到，很容易消沉、低落。

平时看诊，碰到的例子非常多。时常感叹，谁的人生都不容易。从以上几个案例可以看出大气下陷的病人，很多都有小时候较长一段时间缺少爱，没有安全感这样的生活和生长状态。爱就像植物生长需要的阳光，没有阳光的滋养，这种生长只是长大，缺少了很多灵魂，整个人没有神采。如果得到贵人相助，比如碰到一个好老师、好领导、好爱人则能带来比较大的改变，变成积极而有成就的人。

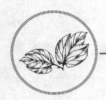

第六篇　顺应四季篇

1 春季是调理心脏问题和抑郁的最佳时机

春季是一年当中第一个季节，是一年的开始。春季更是万物从冬天的蛰藏中苏醒的季节，小草开始破土而出、大树开始抽芽、河水开始变暖、小鸭开始出游、万物开始吐绿、动物开始活动，人也从一个冬天的慵懒中解放出来。因此，春天是生命萌芽的季节、万物生长的季节。

人与自然相应，春季通肝气，属于五行中的"木气"。木气的生长和疏达对于人的肝气的舒展有很大的帮助，也就是说大自然的春风一吹，万物吐绿，"春风又绿江南岸"，不仅舒展了人的肝脏，还唤醒了五脏六腑，随着肝气的升发而升发。因此人在春天看到生机盎然的绿意就会莫名心情愉悦，这就说明大自然帮助我们增强了肝气的升发和条达。

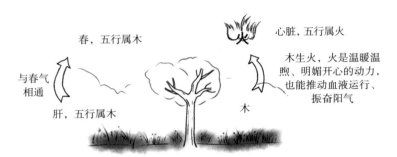

春，五行属木

与春气相通

肝，五行属木

心脏，五行属火

木生火，火是温暖温煦、明媚开心的动力，也能推动血液运行、振奋阳气

木

▶ **春季，是调理心脏问题和治疗抑郁的最佳时节**

但是不是每个人都能接受到大自然的"春气"？就好比先接收到春气的地方花开得早，有些接收迟缓的地方开得比较迟。有一句诗"人间四月芳菲尽，山寺桃花始盛开"说的就是山上的温度低一些，接收到的春气比城里要晚，所以花开得要晚。

来看诊的一些病人，摸脉后发现当下季节已经是春天，脉象还是冬脉，并且没有要舒展的势头。这种情况是病脉。人与自然不能顺应则为病。《黄帝内经》说得简明扼要：顺应四时。脉象上肝木不生发，就不能促进心火的生成，因而对心脏不利，因此很多人在春天心脏不舒服，会有胸闷、胸痛、后背痛、头晕、乏力等，就是这个原因，使脉象和身体不能顺应过渡，从冬天转变成春天。

抑郁的形成是五脏阳气亏虚造成的，不只是肝气郁滞。但是肝气不能随着春气的调动而升发的时候，那就不只是肝气郁滞的问题了，而是五脏的气机没有被春气唤醒，是五脏阳气不得时机没有升发。

117

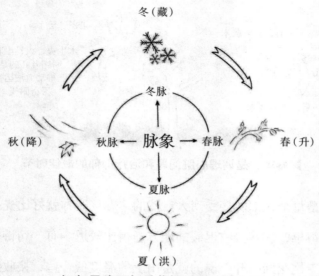

冬（藏）

冬脉

秋脉 ← 脉象 → 春脉   春（升）

秋（降）

夏脉

夏（洪）

▶ 如果脉不与季节相对应，则为病

因此春季也很容易心情低落或者抑郁，就是因为春天这一场春风没有吹动身体中沉寂的冬水。秋冬抑郁一部分是秋气感召所致，与春气没有关系。

有的人夏天来看诊的时候，我摸脉发现还是冬脉，可想而知这个病人春天过得是有多艰难。

因此，在春气萌动的时候来调理心脏问题和心情低落的问题，是事半功倍的。方药一用，好比唤醒大自然的春气，吹醒身体的五脏六腑，打开这个好的局面，让后面的四时能够相应顺利自生。有的病人因体质问题，加上工作压力大，情绪干扰很严重，四个季节的脉象都不能顺应而生。但是无论如何要保证冬脉到春脉的过渡及春脉到夏脉的过渡，这样身体的气机才能畅达，心脏功能才能带动气血运行，也才能保证这一年身体气血的顺畅、情绪的稳定和愉悦。

2 夏季是代谢人体湿气和排病最好的季节

一年四季中，只有在夏季，人在日常活动的时候会自然出汗。这不仅仅是因为夏季气温高，而是人体与大自然的阳气在向外发散。比如夏季白天空气中的热度比较高，地下室就比较凉快，这就是《黄帝内经》中"阳盛于外，虚于内"的最直观表现。而冬季相反，大地阳气潜藏到地下，地下室就很暖和，而自然界空气比较寒冷。

这于人体也是一样。夏季人体体表的温度会偏高，尤其是一段比较剧烈的活动或运动后，体表头、脸触摸会觉得发烫，但是胃部皮肤摸起来发凉。因此，夏季人的胃肠道更容易受寒。所以《黄帝内经》提出"春夏养阳"，一方面早上早点出来活动，顺应人体阳气的发散；另一方面保护脾胃不受寒凉伤害。

只有在夏季，由于大自然的阳气的托举，一年中最旺的阳热才能将我们身体内多余的水湿和内热散发出来，这是一个排病最好的季节，尤其对于身体寒气重、怕冷、肢体关节疼痛、身体局部肥胖或者粗大的人来说，这个季节是修复和排毒的好季节。

夏季毛孔的开阖度比其他几个季节要更明显。人体自然状态下排湿：衣服、头发很容易汗湿，白衣服因汗渍容易发黄，皮肤更容易油腻。因此很多人在夏季会清瘦一些。夏季所谓分泌旺盛的油脂也就类似于中医所说的痰浊。

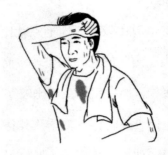

夏天汗液从毛孔蒸发出来。大自然的温度加上人体体内的温度，可以把一些寒气和湿气从体内托举而出。

　　但是有的人出汗过度，甚至很夸张，一天擦脸上的汗要用掉一包纸巾，这个不是正常的出汗，是需要调理和治疗的。这种情况一个是体内水湿过多，一个是气虚不能收敛汗液，一个是血分燥热。

　　如果夏季空调温度太低，导致人体不能在自然状态下正常出汗，那么体内陈旧的痰湿和新生成的水湿就会没有排泄的通道，会进一步囤积在体内，造成局部肥胖和疼痛，给肿瘤种下种子。有的人将空调温度开得太低，给自己模拟一个冬天的环境，不仅不出汗，而且每天感受寒邪，过了一个夏天不仅不能排病，而且还造病。一个夏季给身体增加15%的疾病隐患，那么过不了几年就会爆发重大疾病。

　　夏季由于高温，河流运行加速，好的方面是水位增长，水里物资丰富，鱼虾肥美。不好的方面是水流湍急，容易引发洪涝灾害。而夏季，人体的血液流动也比平时要加速，有利于帮助心脏推动血液运行。血流的加速也容易加速人体新陈代谢，代谢掉更多的垃圾和毒素。因此，心脏病人在夏季是比较好过的，症状相应会减轻。但是有两个危害，一个是空调低温会诱发心脏病；另一个是熬夜会更加速血液的冲逆，容易像引发洪水决堤一样引发脑出血。

夏季是一些陈旧性疾病调理的最好季节，大自然的帮扶作用把人体的阳气外托，有利于体内伏邪的外出（伏于肌肉、经络、血脉内的痰湿），对人体有事半功倍的作用。

3 夏季出现身体疼痛或者胃不适的处理办法

夏季喜空调、开风扇、开窗睡觉需要注意不当风而卧，就是不要对着窗户和风扇、空调直吹，可以将空调温度调到27℃，也可以开客厅空调等。尽量不要开卧室窗户睡觉。

因此，受风+寒凉容易造成夏季疼痛病。夏季的疼痛病比冬天都要多，冬季是年老体弱的人容易疼痛，夏季是年轻人容易疼痛。

比如出现落枕或者颈椎痛、肩背痛、腰痛、腿痛、手腕关节痛等，无一例外都与夏季开窗或空调受凉引起有关。

解决方法：

（1）受寒所致，不要去按摩推拿，寒要靠热才能散寒祛瘀，不通才会痛，可以直接晒太阳，超过半小时才能见效。

（2）不愿意晒太阳，可以选择艾灸，灸透了这个部位自然就好了。不要泛泛地灸，要一对一、点对点地灸。

（3）以上如果都不愿意做，那就泡个温泉或者泡个热浴，也能缓解。

（4）如果啥也不愿意做，热水袋热敷也能缓解。

这些都是每年临床上看诊碰到的实际情况。有的人先去按摩推拿，一通按，气血凝聚，没有化开，更加疼痛，还肿了，最后又针灸、拔罐，把中医外用法全部用了一遍，还没好。

夏季，白昼更长，很多人晚餐进食很晚，也是影响消化和睡眠重要的原因。而且肉食+冰水对身体伤害很大，很容易造成寒邪克胃的积食，这样会胃痛、坠痛，觉得胃有一团东西堵塞住了，很不舒服。比如吃黏腻的粽子和糯米食物，喝了冰水也会造成这样的情况。就是本身吃了不好消化的食物再加冰水会雪上加霜，这种积食比平时吃多了不消化的积食要严重，不是一样的感觉。

有的人吃了上吐下泻，能够拉肚子排掉，反而不会造成胃痛，但肯定也会损伤肠胃。因为肠胃都怕寒凉。

解决办法：

（1）如果上吐下泻，恶心呕吐、恶心头痛或单纯恶心，可以服用藿香正气水或藿香正气胶囊。

（2）如果胃里堵得很，不消化而且痛，可以服用中成药保和丸和大山楂丸，消食化积。

（3）如果吃了烧烤、火锅涮肉等辛辣的肉食，又喝了冰水，导致胃热痛或者腹泻，服用中成药枳实导滞丸。

（4）如果吃了凉的导致腹泻，一天拉几次水样大便，感冒清热颗粒（同仁堂）可以治。手脚凉的人腹泻服用理中丸。

（5）苦夏食欲缺乏，可以服香砂类的中成药，比如香砂养胃丸、香砂六君丸、香砂和胃丸等。

很难讲得特别全面，因为每个人的体质不同，用药有差异。但是上面介绍的药都比较安全。总之，少吃凉、少受凉，这些问题就会少发生。

4 秋季当调理肺脾以缓解鼻炎

秋季通于肺，秋和肺在五行同属于"金"。中医的肺包括鼻咽、呼吸系统、皮毛、肺窍。

气温从炎热变成寒凉，这个温度的转凉变化，人体不能快速适应，首当其冲是表现在鼻炎上。

西医认为鼻炎是过敏，用氯雷他定或者西替利嗪等能够缓解，但是它没有改变肺卫气虚或者肺气虚热的本质。

鼻炎对于多数人是春、秋季发作，有的体质差的人一年四季都犯鼻炎。其原因都是对气温变化，肺窍不能快速适应造成的。

一般来说，鼻炎在天气暖和的时候很少发生，高热的夏季也只是因为吹空调的寒气导致流鼻涕、打喷嚏。春秋两季，主要还是从热到凉的不适应。

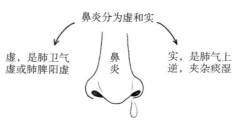

▶ 秋季鼻炎调理脾肺

鼻炎可以分两种证型。

一种偏虚，可以是肺卫气虚或肺脾阳虚，通俗地说就是抵抗力差，卫外之气不足，是一类容易感冒的人群。因此，表现出来就是打喷嚏和吸鼻子。鼻涕不是很多，但总是感觉有鼻涕，要吸鼻子。

这种治疗不仅要增强卫气，还要调理好脾胃，让土能生金，通过健脾来加强肺的抵抗力。

另一种是偏实，肺气上逆，虚火夹杂痰湿。随着秋气肃降，寒包热，很容易造成流鼻涕，表现出来就是打喷嚏、鼻涕多，因此很多人鼻炎发作，擤鼻涕会用掉一大卷纸，纸篓全是擤鼻涕纸。

这种治疗一个是宣降肺气，然后是润降肺气，分步骤或者同时进行，取决于病人的体质，具体问题具体对待。这种情况往往伴随肾水不足。肺属金，肾属水，与前面一种情况不同，可以采用润降或敛降使得金能生水。也可以适当佐以补肾精。

缓解鼻炎的方法很简单：

首先是早晨起床适当多加一件衣服，等身体适应温度或者身体发热后再脱掉。

其次是早晨起床后在家做一刻钟的运动，原地跑步或者八段锦、太极之类，身上微微发热，即能快速缓解流鼻涕、打喷嚏症状。

然后注意免受风、受寒，避免涉水、游泳、淋雨等。

再则是提前看中医调理脏腑和气血功能。

5 冬季是调理皮肤瘙痒和疹疹的好时节

冬季在五行里属于"水"，对应的脏腑是肾。现在因为熬夜、加班、失眠、劳累、看手机电脑、手淫或房事过多，导致普遍存在身体的"肾水"不足，导致虚火上冲，更进一步耗用肾水来灭火，导致肾水更进一步亏虚。

这里的肾水不是自然界的水，不是说多喝水就好。这里的肾水是指人体的一切属于阴性柔润的物质，比如血、津液和肾精。肾水的发源地是肾，肾滋养肝，到肝这里就把肾水化生为血了，中医认为肝是藏血的器官。

人体血液是滋润和濡养五脏六腑、皮肤、筋腱及毛发的主要物质，就好比花草树木的土壤需要水来滋润是一样的。

当血液亏虚时，不管是熬夜伤阴造成的亏虚，还是手淫伤肝肾造成的亏虚，又或者是心脾气虚造成的亏虚，或者母亲怀孕先天不足造成的亏虚，时间一久，血液就容易化热变燥，继而产生风邪。中医称之为血虚生风、血热化风、阴虚风动等。

风邪在皮肤下面肌肉层，肌肉需要血来润养，当血少化热时，就会发生各种瘙痒和疹子。

很多6岁以内的小孩身体容易出疹子、瘙痒，不管是哪种疹子，都与继承父母的体质有关，还与母亲怀孕时的饮食习惯有关，比如嗜食辛辣、冰淇淋，再加上幼儿期的喂养不当如水果、牛奶过多过早。因为这些孩子还小，不存在熬夜或者其他成年人耗血伤精的行为习惯。

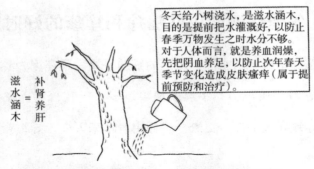

滋水涵木 = 补肾养肝

冬天给小树浇水，是滋水涵木，目的是提前把水灌溉好，以防止春季万物发生之时水分不够。对于人体而言，就是养血润燥，先把阴血养足，以防止次年春天季节变化造成皮肤瘙痒（属于提前预防和治疗）。

▶ 冬季调理皮肤瘙痒，是提前预防和治疗

血虚化热或者化燥表现出来的症状就是皮肤瘙痒，可能是风疹、湿疹、荨麻疹、玫瑰糠疹等各种导致皮肤瘙痒的痒疹。有的人皮肤一抓就有红色划痕，或者这道划痕很快凸起于皮肤，这时候可以感觉到痒或者并不觉得痒，但是说明体内已经化风了，到底是血热化风或者血虚化风，就很好判断。

中医治疗这种皮肤痒疹问题，有一句治疗方法的名言，出自宋朝和明朝两位医学大师，叫作"治风先治血，血行风自灭"。所以自古医家都知道血少化热生风，通过养血，把血养足了风就能自行消除，痒疹随即而除。

因此，我在临床上碰到过各个年龄段，年幼至婴儿，年长至耄耋老人，他们身上的各种痒疹如风团、湿疹、癣、疹子，不管哪一种情况，脉象都存在血少（包括血虚和阴虚），血少则对皮肤的润养不够，时间一久就化燥生风。

因此，治疗过程中的中医治法离不开养血凉血祛风。治疗上有的人快、有的人慢一些，快的10服药就好了，慢的可能需要一两个月的时间。

治疗过程中还需要注意饮食，有些发物会刺激身上瘙痒，比如牛肉、羊肉、海鲜、辛辣食物，所以有皮肤问题的人都要忌口。再是湿疹忌口还要更多一些，因为存在"湿"，所以要忌口冰饮等生湿饮品。

6 冬季养好肝肾，来年有个好身体

肝、肾居于人体下焦，如果把人比作一棵树，肝肾的作用就相当于树的树根和树的主干。肾就是树根，肝就是树干。

肝、肾对于人，就好比树根、树干对于树来说，一样重要。树的生长、壮大及枝繁叶茂，都依靠树根深深植根于泥土，然后吸收土壤中的精华和营养。吸收到营养的树根，就会慢慢把营养向上供给，用来生长树干，把树干养得壮实、粗大，再通过树干把营养传送向上，才能生长出枝丫和花叶。

冬季通肾水，这是自然界对人类无偿的帮扶，冬季肾气最旺，为一年之最。肾气最旺的前提条件是冬季能够封藏好，才能肾气旺盛。怎样才算封藏好？冬天因为天气寒冷的原因，毛孔都是闭塞的，好比家里的窗户都关上了一样，不让寒气从毛孔侵入人体。

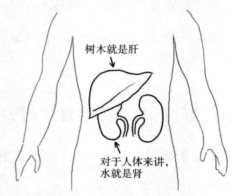

冬季，五行属水，通于肾。冬季养肾有利于次年肝、心、肺相旺于每个季节（肝旺于春，心旺于夏，肺旺于秋）。

树木就是肝

对于人体来讲，水就是肾

▶ **冬季养好肝肾，次年的身体都能得到提早养护，可保证一年的身体健康**

可是现在家中有暖气或者单位有中央空调，这就让人体在冬季过的是夏天的温度，人在屋子里会觉得热，热就会出汗，出汗就会使得毛孔张开。毛孔张开，身体的保护屏障被打开，一方面容易出汗，一方面血脉沸腾，一方面寒邪容易侵入。

血脉沸腾和出汗，这都是夏季的身体血脉特征。用自然界的河水来做比喻，冬季湖面因为温度寒凉而流动缓慢，甚至在温度更低的时候，湖面和河面会结冰，河水完全会被冻住，不能流动。这说明冬季因寒凉让一切都慢了起来，自然界的河流也是，人体的血脉也是。而夏季因为高温高热，河流的水流速很快，甚至沸腾，因此进入汛季，会引发大水，河流的水速甚至会冲破河堤引起决口。

因此，冬季家里不可太热，不可让家里温度热到出汗，这样卫气不固不说，还不能封藏气血。

因为肾是阴阳共济之脏，自藏水火。火为真水之中的一点真阳，因此人体的血流虽然在冬季变得缓慢，但是不会凝结。倘若肾阳虚衰，则冬季容易出现心脑血管疾病，就是这个道理。

冬季为啥要养肝？因为中医认为肝肾同源，是母子关系。肾水滋养肝木，肝木才能不燥，才能柔和舒展。反过来如果肝木过于枯萎，就会大量耗用肾水去滋养肝木，这样肾水就是过于消耗的状态。因此很多人熬夜不睡觉或者加班到深夜，都是先伤肝再伤肾的行为。

因此，冬天是最适合养肝肾的季节。这里的养肝指的是养肝阴、肝血，与春季养肝阳是不一样的，是一个问题的两个方面，无论肝阳还是肝阴，对人体都是至关重要的，但是不同季节所养有所侧重，比如说春季重在养肝阳、疏理肝气，辅助养肝血；冬季养肝肾是为来年春季做准备，使万物升发的季节，肝阳有升发的本钱，否则肝血不足，肝阳就会过于亢盛，会变得躁动不安。阴阳是互相依存的，阴血让阳气不燥，阳气让阴血流动起来，不呆滞。

第七篇 常见疾病的形成原因

1 疹子的发病原因

任何疾病的发生都是有诱因的。比如最近几则新闻：熬夜猝死，熬夜是诱因；运动后喝冰水引发脑梗死，运动后喝冰水是诱因。

疹子是皮肤瘙疹的总称，包括湿疹、荨麻疹（风团）、痒疹等。

湿疹的发作与季节和气候关系明显，比如春秋湿疹高发期，但是体质才是关键，季节只是诱因。是因为季节诱发了身体的邪气，同时也说明身体不能快速适应季节的变化。比如刚热起来的春季，湿疹普遍发作，温度再升高就会加重。有些孩子湿疹就需要在空调屋里待着，出汗就会加重。

空调的凉把湿热邪气压制在体内，暂时不能出来，但是病根还在。

湿疹之所以叫湿疹，体内一定有湿。湿能够以疹子的形式从身体"发"出来，这股发的力量就是风或者风+热。因此身体一定有风和热。

证型：血虚生风、阴虚风动、热血化风等。

若夹湿，则成湿疹；若风重，则为风团；若热重，则为丘疹。

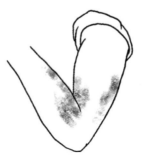

▶ 疹子（有风、湿和热）

这个风、湿和热是从哪儿来的？

这个湿可以从饮食中来，比如说吃生冷寒凉的食物就会产生过度的水湿。或者婴幼儿从母体继承，母亲在怀孕的时候，如果吃寒凉的食物比较多，小孩出生后就容易得湿疹。

来我这里调理的几个月的小婴儿身体经常发湿疹，经询问得知其妈妈在怀孕期间都有大量吃冰棍或者水果的这种经历。孩子出生后很容易得黄疸和湿疹。现代新生儿黄疸和湿疹比过去多多了，就是孕期饮食问题造成的。

再加上大人小孩都大量吃冷饮喝冰水，导致脾阳受损，寒湿阻遏。

体内的风从哪来？从身体来。身体里血虚生风、肝郁化风、阴虚风动等都会生风。

说简单一点，就是现代人熬夜厉害、用眼过度、房事和手淫过度，所以伤精伤血，导致体内生风。

比如皮肤划痕、身体痒、耳鸣、手抖头摇、头晕、舌头歪、鼻子歪、脸歪，都是存在内风。

体内的热从哪里来？

体内的热一方面从父母体质继承，比如说父母亲都肝血亏虚、血虚生热，或者肝肾亏虚、阴虚生热。

另一方面吃辛辣、烧烤食物，熬夜，耗自己的精血。

烦躁，脾气大，喜冷饮，低温空调，看什么都不顺眼，月经量少，一部分脂肪肝、皮肤干等都是体内有热，甚至是燥热。

老生常谈，还是熬夜、冷饮这两样，导致多种疾病。转来转去都离不开它。谁能管住嘴，谁就能受益。健康其实很简单。

2 常见结节的形成原因

常见的结节包括肺结节、甲状腺结节和乳腺结节。最近几年甲状腺结节和肺结节的出现率增长迅速。

肺结节形成的原因

我个人认为有以下原因，它们有中医理论作为依据，也有我在临床看诊中摸脉及诊断得来的判断。

（1）熬夜，这是主要原因。有的是加班熬夜，有的是贪玩熬夜，有的是失眠。

中医认为熬夜都会伤肝、肾，肝藏血，肾藏精。精血是人体津液的代表，其实熬夜伤的是全身津液，尤其是肝肾津液。津液是什么？就像土壤离不开水，植物离不开水，津液就是浇花、种菜的水。中医所说的血、气化的水、精微柔润的气都是这个范畴。

那跟肺有什么关系？中医认为，肺为水的上源。

人体自己有一套水循环系统，上面是肺、中间是脾、下面是肾。如果下面肾水匮乏，上面的肺就会缺少津液，而变成肺热液焦，比如有的人出现肺纹理增粗，这个就是整个肺缺少津液（不一定是阴虚，可以是津液不输布造成），有的人是肺结节，就是支流上津液局部短路，局部结节化。这是肺结节产生的主要原因。

因为肺结节、甲状腺结节和乳腺结节所在的部位不同，所以根本和主要原因不同。有的人说多喝点水行不行？那不行，喝进去的水首先到胃，要经过脏腑一系列活动才能变成津液。就好像我们把土豆变成薯条，需要一个过程一样，不能直接对等。

那跟脾有什么关系？

脾如果被生冷寒湿困住了，就不能运送水液了，那么湿全部在脾，肺和肾都得不到津液（津液是阳气蒸发水液变成的）。所以，吃生冷寒凉食物的危害就在这里，给身体制造很多痰湿，也就是废水，不能为人体所用，反而尽干坏事，什么疾病它都要掺和。

（2）跟排便干燥有关，这是次要原因。

中医认为肺与大肠相表里。肺在上焦，大肠在下焦。如果大便干燥说明肠道津液不足，那么则影响上焦的肺，也会津液不足，造成肺阴虚，比如肺纹理增粗就是中医的肺阴虚所造成的与西医对等的病名。当然这个肺、肠是可以互相影响的，比如肺阴不足，也会导致大便前段干燥，甚至干燥导致肛裂、出血等。

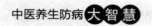

另外排便不畅，中医认为是肺、胃、肠的通降之力不足或者中下焦郁滞造成通降受阻。肠道梗阻是最为严重的郁滞，造成通降受阻，但是其他的排便障碍都会造成肺胃肠气不下降，而导致肺气上逆。

（3）与夹杂痰湿有关，也是次要原因。

上面提到了由于肺、胃、肠气不下降，而导致肺气上逆。气向上冲逆，一定会夹杂水湿和痰浊，比如慢性咽炎经常清嗓子，就是痰湿上冲造成的咽部疾病；再如胃食管反流，就是夹杂水湿上冲造成的胃、食管疾病。这样造成的疾病还是有很多的，再如晕车。

与此相同和道理相通的是，由于熬夜或者排便不畅，而形成的虚火上冲或者肺胃气冲逆，都会夹杂水湿、痰浊上冲，痰浊在身体的温度下，炼液成砂，导致形成肺结节，这也是肺部肿瘤形成的原因。道理是一样的。

所以，中医的老生常谈，疾病三大祸首，一是情绪，二是熬夜，三是生冷寒凉。如果有的人本身是癌症体质，需要打破这种体质，有的来不及打破（还没调理）就查出来了。

甲状腺结节和乳腺结节形成原因

甲状腺结节和乳腺结节形成的主要原因是生气。

生气包括发火、生闷气和隐忍压抑几种不同的表现形式。

发火就是脾气大，不高兴的时候都把火撒在别人身上。说话情绪激动、语气高亢而激烈，甚至有的人手抖心慌，因此，这么大的情绪对自己的健康也有影响。中国人叫大动肝火，与肝有关。肝火造成气血冲逆，夹带痰湿，容易形成肺结节和甲状腺结节。

生闷气则是内心不高兴，自己心里嘀咕、委屈、压抑，但是没有明显地对外表露出来，最多就是抱怨几声。越是这样，内心越是不满，可能生闷气都要生几天甚至一周，想起这个事就不开心。生闷气容易造成肝脾郁滞，常见的是肝郁。肝郁造成有话说不出，如鲠在喉，经常咽喉异物感，不上不下，因此容易形成甲状腺结节。

隐忍压抑与生闷气不同，生闷气是一时碰到不愉快的事情发生的，而隐忍压抑是较长一段时间，比如工作中与同事、领导不和谐，与家庭成员不和谐，造成这种较长时间或者历来如此的一种心情和情绪状态。这种情绪导致整个中焦瘀堵，包括肝胆、脾胃、肠道，除了容易形成甲状腺结节，还发生导致肝胆息肉、囊肿、结石。

中医认为百病生于气。生气也好，郁闷也好，抑郁也好，不流动的气会阻碍气血运行，局部运行缓慢的气血，容易带来病理产物：痰、湿、瘀，这是所有肿瘤形成的基本原因。乳腺结节因为这种情绪原因得病概率高过甲状腺结节，这是主要因素。

结节的不同级别和意义

甲状腺结节、肺结节和乳腺结节一样，有良性和恶性之分。甲状腺结节和乳腺结节西医依靠定级别来判断是否恶性。

肺结节目前我还没看到定级别的，但是医院的诊断报告（不是体检报告）上面会写明结节大小，注明"定期复查""进一步检查"字样，来区别其不同。一般报告最好给西医大夫看一下，如果大夫说"定期复查"，一般就是每年或者每半年复查一次。如果大夫说"需要进一步检查"，就再做一些检查来确定其性质。有的肺结节，西医大夫也只是高度怀疑，需要术后做病理分析，看有没有癌细胞。

肺结节大多数都是良性的，少数是恶性的。但是知道自己有还是没有结节是有本质区别的。因为知道有，才能知道是定期查还是需要进一步检查。

因此我在看诊摸脉中经常摸到肺结节、甲状腺结节，都会问一下病人知不知道有肺结节或甲状腺结节。有的人做过检查，知道有。不知道的，我建议可以去做薄层CT查一下，90%的人查了都有。

3 癌症的发病原因

很多医生都在寻找癌症形成的原因。

有的医生认为是单一原因，比如与空气污染、抽烟、食物添加剂等有关；有的医生归咎于身体免疫力低下、激素水平异常等；也有的医生说的比较全面，认为与遗传、内分泌和致癌物质都有关；又或者与基因缺陷有关，细胞受到外界刺激发生病变等等。

中医在古代就有癌症的名称，比如癥瘕积聚就是对肿瘤的统称；岩证就是癌症的特有命名。

中医界比较统一的观点，一般认为癌症是因为阳气不足、气机不畅造成气结、水湿、痰凝、血瘀、热毒郁结日久所致，与情绪、起居、饮食有很大关系。

我个人认为癌症体质是五脏阳气虚衰，同时伴随痰、湿、食、瘀。

我在临床上看诊，摸了很多人的脉，有的人一摸脉就是癌症体质，我会询问家族中是否有人得癌症。有的是父母其中一人有得，有的是祖辈爷爷奶奶其中一人是癌症。更有甚者，当我问出这句话，他告诉我他本人就是癌症病人，刚刚手术之类。

既然摸脉可以摸出来癌症体质，而且家里直系亲属中也存在癌症疾病，体质继承的下一代也会大概率罹患癌症，因此必须要打破这种体质。

很多年前我就在思考这个问题。临床上碰到很多晚期癌症病人，都有一个共同的表现：没有症状，没有任何身体不舒服的感觉。有一部分人是体检查出来的，而另一部分人是突然出现疼痛再去医院检查，就已经是晚期癌症。

我也亲自摸了一些晚期癌症病人的脉象，其中一些病人是医院放弃治疗的，还有是术后预后不好或化疗预后不好的。这些人中绝大部分回天乏力。

因此我在思考，这些没有症状的癌症病人，如果他们罹患癌症或者确诊癌症之前几年，中医能通过摸脉诊察到癌症体质的脉象并且用汤药进行干预，是否能降低癌症风险？

因此，通过实践，癌症体质是可以通过脉象摸出来的。没有得癌症和已经得癌症的区别就是一个时间节点。

比如一个女士过来摸脉，我一搭脉，问其父母有没有人是癌症病人。她回答她本人就是癌症，刚做完手术，是乳腺癌。

比如一个姑娘过来摸脉，我问她爷爷奶奶辈有没有人是癌症。她考虑了一下说她爷爷是肺癌。

比如一个女生过来找我摸脉，我也问了同样的问题，她说她家里没有人得癌症。一个月后她去做了一个体检，结果她本人和母亲都确诊癌症。

真实的例子很多，来找我看诊的人都知道。这里我只举了上面这几个例子，是为了阐述以下几个事情。

第一，癌症存在的根本原因是体质原因。中医本身就是体质学说，不同疾病的人可以是同一种体质，比如肺癌、乳腺癌。

第二，癌症存在体质继承。体质继承不同于遗传。我们每一个人都是父母的孩子，继承了父母一方或者两方的面容、性格及体质。这不等同于遗传，体质继承的概念大于和包括遗传。父母一方或两方有癌症病史，孩子容易罹患癌症，除非打破这种体质。

第三，癌症体质是可以预先通过摸脉知道的。现代医学采用的是肿瘤标志物（血清癌胚抗原、甲胎蛋白和前列腺特异抗原等）进行初筛和预判。

第四，癌症存在于不同部位，比如肺癌、肝癌、乳腺癌多是与脏腑对应的不同情绪造成的。中医历来存在七情致病，如压抑、隐忍和生闷气伤肝和乳腺，忧思和熬夜伤肺和肠道等。

4 中风的发病原因

脑梗死或者脑出血都是属于中医中风的范畴，是以突然昏仆、半身不遂、肢体麻木、舌蹇不语、口舌㖞斜、偏身麻木等为主要表现的脑血管病。

中风发病越来越年轻化，主要原因是体质上肝肾亏虚、肝郁化风、血虚风动、肝阳上亢，容易同气感召，外风引动内风，就出现了中风症状。

很多年轻人在熬夜、房劳、发怒、饮酒后致病。

有一年夏天，一天我就接诊了多位面瘫的年轻人，原因就是长期熬夜导致肝肾亏虚，虚风内动，然后再吹个风或者开窗睡一觉，第二天就面瘫了。春天因为肝气上升，使得原本肝肾不足的人，变得虚火旺盛、虚风内动。所以春、夏是面瘫和脑梗死的高发期。

中风主要原因是体质，体质加上诱因导致发病，然后中风。中风不是单发的，也很容易复发，可以二次中风、三次中风。

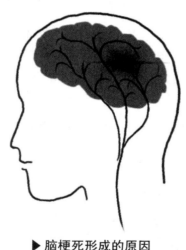

▶ **脑梗死形成的原因**

中风初发

中风好发于40岁以上的人，但是现在年轻化更为明显。我接诊了一个左半身偏瘫的小伙子，年仅26岁。就诊时坐轮椅来，举步维艰。后来经过汤药调理，心理疏导加上康复训练，行走好转，稍有迟缓不畅。

中风主要原因是体质问题，普遍是体质+诱因=发病。

脑出血型中风一定有虚火夹杂痰湿上冲于脑，后因熬夜助长肾虚血燥；脑血栓型中风属于长期隐忍，压力大造成中焦郁滞、脑髓空虚，气血不上供于头部，加上饮食生冷、酒类导致痰浊内生，随气上攻脑窍。发病均是由外在的一个诱因导致。

中风复发

中风复发，好发作于50～60岁的人。复发，主要原因是疏于调理，身体正气原本不足，随着年龄增长，凸显体质上脏腑和气血的不足。以前中风后治疗只是进行输液、肢体物理康复，并没有中医药介入改善虚损的体质，也没有调和五脏。因此，中风后恢复了切不可万事大吉，需要中医调理方为上策。

我在摸脉的时候经常碰到脑梗死脉象，作为医生，我必须告知："您的脉象显示容易发作脑梗死。"往往这时候我收到的信息就是某年我已经得过脑梗死了，或者父母直系亲属有脑梗死病史。

提前了解身体状况和隐患，才能提前预防。可是有些人的身体已经暗藏病端久矣，即便摸脉时发现有脑梗死倾向，也无法短期内力挽狂澜，原因就是等到发现时已经比较迟了。

但是多数早一点发现，还是可以控制住，降低发病风险。

《金匮要略》认为中风有四个轻重深浅程度，即中络、中经、中腑、中脏。风夹着痰中在人体络脉上导致出现四肢的麻木；中在经络上，表现为肢体沉重偏废，不能举用。在经络影响的是肢体。中在脏腑，是比较严重的，出现口不能说话，口吐涎沫，不能认人，已经影响到了大脑。

也就是说当身体出现局部麻木、肢体沉重抬不起来、说话变得含混不清、流口水、头晕腿软、痰多、口眼㖞斜或者鼻子歪的时候就应该引起重视，需要中医及时调理。

值得一说的是，脑梗死和老年痴呆的病理机制是相同的：脑窍髓海空虚（西医认为脑供血不足），一个是有外在诱因发作，一个是机能衰退，没有外在诱因。

中医对疾病的认识是从人体气血和脏腑功能出发，所以经常听到中医大夫说"肝脾不合""肝肾亏虚"等字眼。现代医学主要是从营养学角度出发，所以经常听到"缺钾""缺钙"等字眼。

现代人普遍对西医的了解和认可高于中医，难免有些唏嘘。对于健康而言，选择合适的治疗，对身体恢复大有裨益。

5 心脏重病的发病原因

在我看诊的病人中，有的人体质敏感，对身体的各种不适感知明显；但有的人体质不敏感，对身体感知很迟钝。因此，产生了两种截然不同的对待身体的态度。

敏感的人今天这里不舒服，明天那里不舒服，经常跑医院，看中医、看西医。敏感的人可能反而多在未得严重的疾病时即已查出。不敏感的人，可能身体心血管瘀堵或者堵死之前都没有感知，因此会自觉身体挺好。这种情况因为疏忽大意，加上自己无症状，反而容易罹患严重的心脏病。

我在临床上碰到许多病人，心脏功能不好而不自知，没有症状，反而自己感觉身体倍儿棒，结果偶然体检或者去医院做检查，查出来心血管瘀堵70%以上或者完全堵死，当时就留在医院装支架或者预约做心脏搭桥手术。

说到心脏重病形成的原因，有如下几个方面。

一是体质。我们每个人都有属于自己的差异化体质。人与人的体质不同，有差异性和相似性，有高矮胖瘦不同，有肤色不同，有偏痰湿体质或者偏阳虚体质或者五脏虚损体质等。总体来说，我们的血肉之躯来自生养我们的父母，我们每个人都会继承一部分父亲或母亲的体质，因此家族性疾病的体质可以在下一代的身上出现。如果父母或者祖辈有心脏问题的人，更要重视，提前用中药调理进行干预。

表现在脉象上是心脉、肺脉和肝脉都出现问题。

二是平时保健调理。提到保健，这里要说一下我的看法：任何物理的锻炼，都不能改变体质。我在《不生病的中医养生智慧》一书里写过一篇文章《锻炼并不能改变人的体质》，阐述了体质是由五脏六腑的功能强弱决定的，外在的锻炼只可以改善人的耐力、体力和体魄，帮助改善精神状态、心情状态，但不可能改变人体五脏六腑功能。一个是内在，一个是外在，相差甚远。

这里说的体质继承可以理解成遗传，但是严格意义上又不一样。遗传是遗传某个病，范围窄一些。体质继承是继承父亲或者母亲一类或者多类疾病，范围要大一些。

我这里提到的保健，可以是自行按摩经络和穴位（与内脏相通）。比如爱生气的人经常按揉膻中穴，敲打胆经和胃经或者拍打心包经，定期拍打肘窝、腋窝、腘窝等。根据身体进行艾灸保健，比如足三里、中脘、神阙、后背腧穴等。这些长期坚持去做一段时间，是有显著疗效的。

我这里提到的调理，是寻求中医大夫，定期摸脉对身体进行"保养"。要养成一个定期保养汽车的观念和态度定期去调理身体，喝一段时间汤药，校正因一段时间身体阴阳气血不足或者亢盛造成的失调，避免可能发生的健康上的大问题。这与保养汽车的道理是一样的。生命只有一次，不可重来，比汽车要珍贵得更多，汽车都可以做到定期保养，人却没有意识到要为自己的"身体"定期保养。

三是不良习惯。比如长期熬夜，长期进行超过身体能承受的负荷锻炼，长期精神压力大地工作、加班，或者长期在压抑的工作环境下工作。

很多人已经初步出现心脏功能虚弱的症状，可是在仪器检查下一切正常。在这种实际脏腑已经虚损的情况下，再熬夜、运动、加班、生气等，只会诱发心胸疼痛或者心肌梗死。

我在临床上碰到过因为熬夜、运动、加班、生气等诱发胸闷气短、胸痛背痛、心肌梗死的真实案例，不在少数。应该引起人们的普遍重视。新闻也经常报道，某个运动达人或者学生在锻炼或者长跑时心脏猝死，也是这种情况。

四是寒凉的温度。秋冬季天气寒冷，心脏功能不好的人容易出现问题。季节寒冷或者空调低温也容易引发心脏病。北方地区秋冬季天气寒冷，气温低、寒气重。心脏属火，火怕寒、怕水。若人体心脾肾阳不足，则容易出现心脑血管疾病：头晕、胸闷气短、乏力、胸痛、后背痛、烦躁易怒、懒言懒动等。冬季应常备速效救心丸。

冬季血液运行较其他季节缓慢，多吃辛温食物，加速血液流动。生姜有很好的温通效果，对心脾都有益处。食补经常吃胡椒、生姜、葱、香菜、羊肉等。

夏季气温高、阳气足，但是室内多数开空调而造成低温环境。我有个病人就在低温机房工作一下午，晚上回宿舍突发急性心脏疼痛，含服11粒速效救心丸才缓过来。

体质原因是心脏病形成的主要原因，其他几个方面都是诱发或者促发的原因。

6 抑郁的发病原因

现代人的压力大，普遍没有幸福感，平时也不开心，这是一种情绪低落的状态，即抑郁的初级萌芽。现在网上有抑郁的自测表可以用来自我检测。抑郁的表现主要是三个方面：一是情绪低落，高兴不起来，悲观或者压抑；二是活动迟缓，不想说话、不想动、拖延，对什么都不感兴趣，不愿意社交，喜欢独处；三是躯体症状，如乏力、食欲减退或者睡眠障碍。

抑郁形成的原因可分为以下几个部分。

抑郁的形成，一是身体体质的原因；二是环境的影响，包括工作环境、居住环境等；三是有一定的诱因。

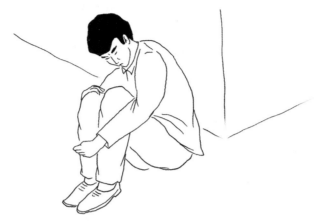

▶ 抑郁的形成

身体原因

身体原因，是核心原因。我在临床摸脉时经常碰到抑郁的脉象，只是轻重程度不一。

当一个人心情低落还能自我开导的时候，并且能走出困境，他只存在心情低落，哪怕反反复复地受心情的影响，他能自救，也就是能够自我调整。

当一个人自我劝慰和开导无效时，用他自己的话说就是：道理我都懂，就是对我没有用，高兴不起来。这种情况就存在抑郁了。如果出现了轻生的念头，那就是加重了。

抑郁产生，身体原因占据主要。中医认为阳气亏虚，五脏阳气亏虚，是抑郁的核心，不是某一脏阳气亏虚，比如单纯的肝气郁滞，这不会形成抑郁，是心、肝、脾、肺、肾五脏阳气亏虚才会形成抑郁。天上有个太阳，这样地上万物能够生长。人身体的阳气，就是身体的太阳，身体的太阳微弱，不仅不能很好地运行五脏，还不能照亮心灵。这就是抑郁产生的简单描述。

■ 工作环境

看诊摸脉的时候，我问病人心情不好有多久了？有的人跟我说他每天早上一睁眼，特别害怕去上班，自己给自己做半天思想斗争。有的人跟我说一想到上班就害怕或者说在单位就不开心，特别压抑。这种害怕上班或者在单位压抑的情况，无非就是环境干扰，这个干扰一般来自以下几个方面。

（1）工作压力大到无法承受而形成的心理上的害怕和恐惧。这种害怕的情绪面对要去上班的时候显露出来，在上班的过程中会加重，日复一日，导致抑郁。

（2）单位或公司里有一个不好相处的同事或者领导，每天上班的过程中提出的无理要求难以满足或做好，或者是被挑剔刁难，或者是自己觉得难以胜任。

（3）工作环境和布局见不到太阳，阴暗压抑，整个环境闭塞或者空气不流通。这种不流通是因为缺少阳光斡旋气机，而不是单纯开窗通风就能流通的，局场和气场是死的，有光才能活起来。这种工作环境下的员工很容易产生压抑、焦虑和抑郁。

居住环境

居住环境的影响跟工作环境相似，一个是因为人，一个是因为家局场的气不活。人的原因来自某人与自己相处的不和谐，甚至有矛盾或冲突造成的，时间久了互相不能接纳对方，看着不顺眼，不愿意回家，不愿意生活在一起。

变故

变故的破坏力是巨大的。家庭的变故、婚姻的解散、亲人的离世，这些突发事情让人在情感上受到很大创伤，会伤害人体的五脏，尤其是心、肝、肺，使人陷入情绪的低迷，不容易走出来。

可以说身体的原因是最主要的，其他的如工作环境、居住环境、变故都是诱发因素。也就是说能诱发成为抑郁的前提是身体五脏阳虚在先，碰到一些事情，就容易陷入抑郁。

第二部分

日常养生小妙招

俗话说，根基不牢，地动山摇。那么养生的根基在哪里？

修养生命健康有四大基石——早睡早起，清淡饮食，适量运动，心平气和。

离开基石谈养生，就是无根之木、无水之鱼。

一个茶行老板，人脉很广，每天从早到晚，应酬不断，胃冷痛呃气（即打嗝），气血虚浮无力，走100米都要气喘，怕太阳，一晒就头晕。

他听从建议，离开吃喝玩乐的人脉圈子，独自回到家乡，过上日出而作，日落而息，赤脚散步，沐浴阳光，青蔬淡饭，不理闲事的日子。

一年后，皮肤黑了一圈，身体却恢复强壮。

《十叟长寿歌》中说道"沐日令颜黟"，这是身体健康的象征。

从此他不再惧怕疾病，因为他已经收获了一套中医养生的至宝，可保一生平安。

1 如何进入身心的内壮状态

首先要在你的边角废料上用功夫。

比如在你工作间隙休闲的时间，你是否用来玩手机，或者与人闲谈。

我相信很多人都说太忙，没有时间去运动锻炼。

但是时间像海绵里的水，挤挤总会有的。

此时要先放下一切，按下刷新键，先深呼吸四五下，把心带回身体，全然地觉知。

你可以选择做泰山压顶（缓慢深蹲），我相信这个时间间隙最起码也有5分钟。

那么就来5个泰山压顶，做完后，就可以慢慢地走回去工作。

如果是在上下班的路上，你不用东张西望，把心安住在脚下，缓慢从容地行走，如果有一个小时，那么你就在这一个小时当中，全然地体验着生命的律动，每天的上下班，每天就有将近两个小时的安住锻炼，虽然是走路，但是用心走路跟不用心走路，效果是不一样的。

大家试一下，就算是平时走路买菜，你若是安然自在投入地走，每天如是，那你大部分的时间都会很愉悦。

如果是在公交车上，那么请先闭目养神，感受你身体同车辆一起震动起伏，也可以单腿站立，闭目养神。

如果你刚吃完饭，那么你不需要立马急着去做事情，只需要慢慢地踱步，同时感受胃部的蠕动、气血的运转，让心神放在自己的肚腹上，不用多久，胃部就慢慢暖热舒服起来。

如果你要去睡觉了，请不要立马躺下，可以先全身轻轻地抚摸、揉捏一下，然后让心神安定松弛，再站会儿桩、打会儿坐，最后再慢慢地躺下，用心享受这难得的安宁。

其实，所有的时间都是你的，关键是你是否用心去体悟生命中的每一个时刻。

所谓的内壮充电状态，其实就是你爱护、关注自己身心的一种状态，而这种状态是带有中医理论特色的。

人生病就是病在身心分离上，人健康就是身心常处于和谐统一的状态。

身心分离最主要的是人被物化，被欲念勾牵住了。

身心统一和谐，则是不断地向内深入，关注、提升自己的身心能量。

做到这一点，你可以不服药得中医，不外求得健康。

做不到这一点，你即使掌握大千世界的功法、治病绝招，也一样被烦恼病苦所包围。

2 调节一身气血的总开关

有人问："是因为你有功力，推拿才会出效果？"

我说："功字工与力，你每天出工出力，不就有功夫了吗？"

作为推手，你不单要平时多练功，而且在做推拿按摩时，也要进入练功状态。

为何很多人做推拿会把自己身体给做坏了？

因为他只是把推拿当成一种赚钱的手段来做，做多少，得多少钱，这样越做越累，越不开心。

如果能够边站马步边推拿，如练太极推手、少林金刚掌、一阳指、八段锦，那么只会越做越快乐，身体越好，功力越深。

对于修行者来说，他是时时刻刻都在修行，在增长功力，突破境界的。

吃饭是在练功（止语），睡觉也是在练功（吉祥卧），坐公交车也是在练功（单腿站立），走路也是在练功（行禅），坐办公室也是在练功（盘腿），开会也是在练功（凝神静气）……

今天介绍一个拍打的功法。

拍打震荡，如出征擂鼓，大壮声威。

人白天阳气往外走，同时通过拍打，可以振奋阳气，令你干劲十足，斗志昂扬。

白天的阳动挥洒，带来的是夜晚阴静安宁。

想要晚上睡个好觉，就要白天动个热火朝天。

想要磨化身体的积垢垃圾，就要练功拍打，震荡气血，使得黏着在身体上的浊垢，通过加强血液的流速，拍打的冲击，被震脱代谢出体外。

拍打可以全身拍打，也可以局部拍打，比如拍打八髎穴。

八髎穴位处北海（腰骶部），对应胞宫，督脉、任脉、冲脉皆起于胞宫（督脉主一身阳气，任脉主一身之血，冲脉则为经脉之海）。

所以拍打八髎穴，可以激发阳气，温养周身百骸，乃调节一身气血的总开关，特别是对于女性来说，有通治一切妇科病的美称。

对于初学者来说，刚开始拍打要轻柔一点，不可使用刚力，要用柔力、内力。

拍打的手法有很多，如雨点般，就叫雨拍法，可以集中拍打，快速打开穴位的开关，改变、加快局部气血的流速流量，达到集中冲击，定点爆破，通开瘀滞的效果。

但总的，要保持心清静无为地沉注在每个拍打的当下，去感受身体由拍打所带来的细微的变化，久久必有奇功。

3 一个动作守住精气神

功夫家李小龙说："我不怕那些会很多招式的人，就怕把一种招式练一万遍的人。"

很多武术全才，最后居然挡不住苦练功夫的一个冲拳。

走千处，不如坐一处。

学万法，不如学一法。

当你的心长时间定在一处时，你的心就会聚集强大的力量，这股力量就会使你心想事成。

当你身患重病，身临绝境时，首先是要让自己冷静下来，令精气神凝成一点，就如众将士上下一心，众志成城，大家齐声一吼，都能震破敌胆。

现代人心浮躁，道德离散，所以常身心不安，精气神涣散，因此导致诸多疾病，而这些疾病不管是用何种疗法，都难以全效，最多是拆东墙补西墙而已。

人心浮躁不安，则制心一处是药。

人心不平不静，则平心静气是药。

人心好逸恶劳，则勤动手脚是药。

人心贪求富贵，则安贫乐道是药。

故养生调理之法，不外乎以平调其不平，以安调其不安，以静调其不静，以动调其不动，以敛调其不敛。

今天要介绍的一个足以令大家都受益终身的方法，叫握固法。

握固法的动作是将拇指放在第四、第五指指根之间，然后把拳头握起来。

这个动作可令后天返先天，令精气神回归身体，具有强肾固精、补养心气、安神敛藏的功效。

《道德经》讲："专气致柔，能如婴儿乎。"

这个动作无论行住坐卧，穿衣吃饭，工作学习，都可以做，随时开启充电模式，练功静心状态，让神能守舍，气能安闲，精能藏化，特别适合现代虚劳暗耗众生。

天道贵啬，少言可守中气，少食可守胃气，少思可守心气，少欲可守元气。

想要健康长寿，先从吝啬自己的精气神开始，而守住自己精气神的一把无上秘钥便是握固法。

4 强壮先从炼精化气开始

一盆水，用它来冲厕所，它就变成臭烘烘的粪水；用它来酿酒，它就变成香飘四野的美酒。

水还是一样的水，关键看你如何去导引它。

人体的能量，你导引它有序正确地运行，那么它就会不断地升华突破。你放任自由，沉迷欲乐，消极懒惰，那么它就下流堕落。

所以要炼精化气，首先要有个正确的方向，朝着这个方向不断地去努力。

大禹治水，堵不如疏。身体上经脉有堵塞瘀滞，才会有满溢洪涝。就如人情绪抑郁时，就会用各种方式来释放发泄，其中就包括房劳、手淫、遗精。

就在昨天，大家在互相点按胸部任脉时，一个经常练狮吼功的同学，之前被点按痛得死去活来郁闷不乐的，居然一点都不痛了，而且讲话声音开始变得洪亮，中气十足，积极阳光。

这说明什么？郁闷去，则疼痛散，正气复；正气复，则喜乐来，心血通。

所以每天冲拳可打通手部经络；泰山压顶，金刚三腿，可打通脚部经络；莲花五旋坐，可打通全身经络；拍打可以令周身之气四布周流，狮吼功可开胸解郁，锤炼丹田之气……

这些功法都是打通经脉，扩宽管道，增强细胞的活性及容量，释放身心深层次的负能量垃圾。

人体的精液为什么会下漏？

一个人常习劳锻炼爬山，那么他一整天是很少尿液的。而一个常久坐不动的人，那么他就很容易口渴尿多。

这就是中医的气化理论，不断地精进练功，修身炼性，有形的物质能量就会源源不断地被炼化，提升为更高层次的能量智慧。

一个人进入练功状态，是很重要的，这就需要通过练习握固法，放松身心，凝神静气。

下面介绍一个炼精化气内壮的丹田功，以及快速止漏的砭石贴丹田小窍门，启动会阴穴，接通任督二脉的呼吸法。

（1）丹田功，没有固定的动作，主要是通过吸饱满气后，通过旋转腰腹、胯、膝、踝，以及手部的导引动作，把丹田的气力运送到任何一个地方，不要憋气，配合动作，自然呼吸，等有一定功力后呼吸自动就会延长。此功法不可思议，常习练者可以让气充满全身，力量倍增。

（2）休息睡觉时，用砭石贴放在肚脐下气海至关元之间，同时双手可自然放，也可放在肚脐上，也可握固，一般放了砭石后，梦遗的情况会减少，晚上很少会做淫梦，这是一个很好的养生小窍门，大家可以尝试一下。

（3）在休息冥想时，可以把气慢慢吐尽，然后感知会阴穴，一般经过一段时间后，当你的气吐尽，与重新呼吸之间，这个穴位会跳动。在习练过程中，不要执着，只要这样去做就可以了。平时即使在睡梦中要漏精，都会瞬间提肛锁住精关。

这几个功法，不局限于男女，皆可习练，强大己身。

修行如逆水行舟，你不努力争渡，就会被冲到下游去。

你不努力练功导引，那么这些精华物质就会下漏流失。

功法要门很多，都可以练，都可以疏通经络，内壮气血，调和情志，唯一要注意的是，练功是时时刻刻的，就像之前讲的握固法一样，这个动作一做，神就收住了，神一收住，气就能有序运行，气一安定，精就会被利用炼化掉。

5 拨浪鼓启示录

拨浪鼓，是很多人儿时的回忆。

拨浪鼓又叫货郎鼓，是旧时走街串巷做小买卖的货郎标志，他们边摇着拨浪鼓，边吆喝着"鸡毛换糖咯"，这是我们儿时最熟悉的声音！

现在的"世界超市"——义乌小商品市场，就是由这小货郎鼓的摇动吆喝中发展出来的。

如果有看过《鸡毛飞上天》这部电视剧，就更能深刻理解了。

我从这个拨浪鼓的摇动中启发出一个导引动作，即两腿分开，与肩同宽，然后像拨浪鼓一样摇动起来，两手就如拨浪鼓的线耳，身体就像一扇门一样，开开合合，循环往复。

它到底有什么功效呢？

肋痛、腹胀、呃气、胃不舒服、头痛、颈僵、乳胀、腰背痛、手脚四肢筋关节问题等，所有因为肝胆不利、胆胃不和的都可以在摇动中得到缓解或治愈。

典出：户枢不蠹，流水不腐。

这个拨浪鼓式，就是转动少阳胆经的，少阳为枢，经常转动，就可以令身体升降开合有序，让周身气血流动起来，损有余而补不足。

此处再延伸一下，胆主决断，决断出了问题，就会让身体的气血能量运行失序，出现忽冷忽热、情绪失控的情况。

就比如说，对待人要么过于热情，要么过于冷漠；对待自己的事业学习，要么特别努力，要么特别懒散，很难保持一种匀速、舒适、温和的节奏。时好时坏，时而正气阳光，时而阴暗消极，就像手机信号一样，时而有时而无，最是耗电，像开车一样，时而快，时而慢，最是耗油，能量就在这快慢正邪犹豫不决中消耗殆尽，这跑得快，不如爬得慢，爬得恒定持久。

现代人这么多精神方面的问题、睡眠问题、人际关系问题、身体问题、家庭问题等，很多时候，都是能量运行失序引起的。

很多人只关心能量的大小、速度的快慢，却不知道虽然营养可以补能量，快速可以赚大钱，但唯有匀速有恒的规律节奏，才是最高明的活法。

而这个匀速有序的校准点在哪里？在枢纽，枢纽要常转，要保持枢纽的圆转无穷，才能让周身的能量合理运行分布，才能让人的情绪稳定，行动匀和，进退有度，取舍有道。

我们很多人都是在形而上的思想念头上去控制情绪，调整状态，却不懂得在形而下的身体动作上去调整气血的运行速度和方向，所以就导致了学得越多，思考越多，却越难以降伏其心，自律自度，这是知行不能合一的表现。

而这个拨浪鼓动作，以及货郎鼓背后的生意经——流通，正暗含天道，契合医理，是一个很高明实用的导引内壮动作。

所以从这个动作母式，可以领悟身体的升降开合，再而领悟到做人做事的进退取舍，再到心念情绪的降伏调控，最后由此而旁通更多的内壮导引动作，以及其暗含天道秩序的规律！

没事的时候，大家可以摇一摇，摆一摆，舒心畅志，其乐无穷！

6 转好身体的圆

人患慢性疾病，或癌瘤绝症，就是因为身体这个元（圆）气破损了。

中医讲一气周流，道家讲混元（圆）之气。

我们常常讲，让气血在身体上转个圈。

太极讲，无处不圆。

如何把我们的漏洞补住，如何把变形的圆练得饱满圆润？

我们来做一个圆转的动作，利用这个小圈带动整个身体的大圈，然后使整个身体处于松通圆满的状态。

在练的过程中，要把心、气、意、力融为一体，使身体回归到太极无极圆转上。

双腿分开站立，与肩膀平宽（可大一点，也可小一点，关键是要舒适），先深呼吸3下，然后双腿微曲，双手抱球，水平旋转，带动全身旋转。

最好是微旋，然后犹如端着一碗满水，头上也顶着一碗满水，要水平旋转，不许波动，不许漏下半滴。

慢慢地练，练到身心融为一体，变成一个太极球，圆圆满满，和和缓缓，从从容容。

气往上冲的，会下沉丹田。

气往下掉的，会上举胸肺。

气往中堵的，会散布四肢。

上面热，中间郁，下面寒，会对流疏布，周流全身。

病、烦、郁、燥、寒、热等问题，皆是一气不能周流。

常转这个太极圆转的动作，就可以使气得充，神则安，精得化。

身体这个圆转好，自然诸多的病症就会消失。

圆，元，原，源，鼋。

大家好好地参一下，不是用大脑去想，而是用身体去体证中国文字的真正魅力所在！

7 拍拍打打，疾病消散

磨刀不误砍柴工，再忙也要挤出时间来保养身体。

譬如静下心来打打坐，按按摩，也就几分钟的时间，但是却可以收获心灵的平静，身体的通畅。

周六日休息，尽量少待在家里，多出去爬山，可以出出汗，呼吸新鲜空气，疏肝解郁，一个星期的疲劳压力就被释放了。

这些都是在磨刀，身体越健康，工作学习就越有效率，何乐而不为！

全身拍打，就是很好的中医健身运动，不但可以锻炼身体，还能疏通经络，解除因为通道受阻引起的诸多问题。

不少中医爱好者，就因为坚持拍打锻炼，让身体变得更好更健康，这样的例子比比皆是，在这里挑几个来说说。

一位阿姨，她经常在家里低头做手工，补贴家用，后来便开始手麻脖子酸，坐久后腰也酸，脚也麻，血压也偏高。

我说："对于老年人来说，照顾好自己就是对孩子最大的支持了，如果身体不好，赚的这些手工钱，怎么能填满疾病的大漏洞呢？这样下去，迟早会拖累家庭的。"

她听后感触很大，也知道身体健康的重要性，我教她全身拍打，其实就是从头到脚，从上到下，全身拍打，轻轻地拍，拍到发暖，再拍下一处。

拍打颈部的时候，要注意力度，一定要轻柔和缓。一个全身拍打下来，就差不多要半个多小时。

拍完后她全身发暖，手麻减轻，感觉身体有了活力，很舒服。

于是她每天坚持全身拍打几次，同样做手工活，但身体却很好。

可见，在我们日常工作生活当中，每天做一两次全身拍打操是多么地重要。

一中学生，精神不足，上课就想睡觉，医院检查结果是贫血、营养不良。

他的脉象软弱，寸脉不足，我便叫他服用生脉饮跟补中益气丸，同时叫他每天全身拍打两次，上午一次，下午一次，拍打到微微出汗，拍完后就吃生脉饮跟补中益气丸。

他就用这办法，不到一个星期，疲劳犯困的问题就解决了。得到了甜头后，他更自觉地拍打，不但体能上去了，成绩也止住了下跌，逐渐往上提。

全身拍打的好处真的很多，像这种阳气不足，中气下陷的，我们把他全身拍到暖热，再去服用相关的补气药，就能更好地吸收转化了。

这种方法叫炼化，也就是说不管是普通的食物，还是药物，都是需要白天的劳作锻炼后，才能更好地炼化。

所谓渴时一杯如甘露，没有经历劳作出汗大渴后，怎么能喝出一杯美如甘露的水呢？

关于全身拍打的例子还有很多，这里就不多讲了，大家只要知道一点就行了，这个方法对于现代诸多身体问题都有很好的调节疗愈作用，只要坚持一段时间，肯定有意想不到的效果。

8 如何辨证拍打

有全身拍打，就有辨证拍打，那么如何辨证拍打呢？只需记住一个字——气！

气积在中间胸背，可以拍打两手；

气积在腰腹，可以拍打两脚；

气积在头上，可以拍打脚底；

气积在左边，可以拍打右边；

气积在里面，可以拍打皮肤；

气浮在外面，可以拍打腹部丹田；

气往下陷，可以拍打大椎、百会；

气往上冲，可以拍打足三里、涌泉……

观气之升降开合散收而辨证拍打之，一语道破，可入门窥道矣！

曾经在坐火车时，听到广播说一个孩子肚子痛，需要医生去查看。

我当时自告奋勇，在把脉了解情况后，发现是吃了冷饮、水果后睡觉没盖被子，肚子被空调冷风直吹导致肚腹冷痛。

于是便拍打他的足三里，并叫他家人用手掌捂肚子，拍了几十下，足三里区域就出了很多黑豆大的痧，没多久他就开始排屁。

小孩子破涕为笑，就那么自然地笑了，我当时觉得那笑容真好看，就像花朵绽放一样，至今回味，仍然觉得温暖感动。

我交代他们家人不要给他吃凉的东西，要吃温暖的食物后，就悄悄地走开了。

有一个村干部，他的腿崴伤了，整条腿都肿了，没法走路，但又想急着赶回家参加儿子的婚宴。

我当时初出茅庐，也没什么经验，脑子里闪着上病下治，中间病两边治，灵光一闪：那左边腿崴伤了，是不是可以拍打右边来治呢？

于是就抡起胳膊狠狠地拍，右边整个小腿都出满了痧，再去查看左边，发现腿肿消了不少，没有那么肿胀僵硬了。然后再拍打右边大腿，一直往下拍打，也出了很多痧，最后的结果当然是把拐杖丢了，可以慢慢走动，他当天就办了出院手续，回家了，可以参加儿子的婚礼，没有留下遗憾。这拍打真是厉害，我当时都觉得不可思议！

一位大学教师，后背被人拍了一下，当时激灵一下，被吓到了，后背一咳就痛，以为过几天就会好，没想到一个星期了后背还是痛。

我说："这是气积在背部，就像被点穴一样，还好被拍的时候不是中午，可以用手法解开。"

于是我就在她胁肋部拍打，她说很痛，我就循着她的痛处拍打，胁肋的痛一边连向胸部膻中穴，一边连向后背心，我把这些地方都拍打完好，就叫她再咳几下看还痛不痛，她十分惊奇地说："基本不痛了！但还有一点点牵扯感。"

我说："那好，我给你后背拍几下！"一、二、三，总共拍了三下，然后再叫她咳几下。她说："一点都不痛了，这是传说中的解穴功夫吗？真牛!"

我说："我这是从点穴解穴的书籍中悟出来的，气积在后背，那就从两边胁肋，前面胸口来散开。"

这就是气，通过对气运行留注观察，我们可以很灵活地去运用拍打疗法，往往几下拍打，却能导引气机升降，疏通郁积，起到四两拨千斤的效果。

9 自我拍打是走向内壮的捷径

中国的内壮功夫中有一句口诀：外练筋骨皮，内练一口气。

要如何实现这句话，让我们成为一个既健康又强壮的人呢？

拍打功！

平时有时间，就可以拍打自己的身体，全身放松，手像无骨的鞭子一样拍打身体，自然呼吸，力量以拍在身体舒服为度。

经常拍打身体，能够让身体的气机自然流通无滞，皮肉筋骨脉全身渐渐融通合一，达到《黄帝内经》所说的"呼吸精气，肌肉若一"的境界，身心舒畅，全身暖融融，没有一处不通，没有一处滞塞点。

有一个肩周痛的阿伯，他很喜欢打乒乓球，但打不了多久肩膀就痛，很苦恼。

我说："你扣球的时候，习惯用的是肌肉的力量，动作比较僵硬，你的手应该像鞭子一样打出去才对。"

然后我就演示乒乓球发力的动作给他看，并告诉他可以去网上看通背拳的视频，从那里面去研究学习发力的技巧。然后便叫他自己拍打肩膀，哪里痛拍哪里，像拍乒乓球一样，拍打个一两小时。

他便用我刚才演示的动作，肩膀放松，把全身的力都卸下来，用左手甩着膀子，像软藤一样拍打右边。

他一边拍打，一边放松，最后整个身体都松软了下来，一个多小时后，他试着转动一下右手，发现那种拉扯受限的僵紧感消失了，整个肩膀都暖热暖热的，很舒服。

然后他做起了标准的打乒乓球动作，不同的是他的动作完全放松了起来，他高兴地说："哎呀，这种方法太好了，我拍一个多小时，手一点都不酸，只微微出了点汗，以前打乒乓球打完后手酸得抬不起来了，出一大身汗，累得连话都不想讲了，现在一点事都没有，还觉得全身是劲，这种松活甩劲我要学过来，用在打乒乓球上。"

自我拍打，用的力也是如此，很松地、高高地抬起，再自由落体拍下去，这种松软持久的拍法，既省力，又有渗透性，还不伤人，这是非常好的健身内壮功法，值得大家常拍打常锻炼。

还有一种更简单有效的内壮拍打法——拍掌功。

所谓拍手健康治百病，这是古人亲身印证的至理。

手掌联通全身，拍掌如擂鼓，可以鼓舞正气，振奋阳气，正气一足，百邪皆退。多鼓掌、常鼓掌，定能开心气、长正气。

拍掌不要一下子拍得过于大力，但贵在多拍久拍。

逛一次公园，散一次步，一两小时，就这样一直拍下去，久久必见功效。

一位老人，经常胸闷，记忆力下降，脑子不灵光。

我建议他有事没事拍拍掌，可以开心益智。

他回去后只要手闲着就拍掌，有一次他发现手掌心拍出几块黑瘀，自那以后，胸闷就消失了，而记忆力下降转头即忘的问题也逐渐好转，特别是用手写起书法来，更加灵活，也不会发抖了。

中医认为，人的手心脚心，与我们的心脏是相通的，心胸的憋闷瘀堵，通过手心拍出的黑瘀，就被这样排解释放了出来。

他拍掌后，还有很多意想不到的改变，比如气色变好，大便通畅，说话洪亮，动作灵活，想做什么事，也不再拖拉，干脆利索……

一个简单的拍掌，日日坚持，竟能带来如此超值的收获！世间无平常之法，平常之极，乃为神奇！

10 简单方法长期坚持有奇效

书读百遍其义自见，拳练万遍虎虎生风。

简单的动作重复练便是功夫，一个好的养生功法，需要千遍万遍，日复一日地去练，这样才会得到真正的利益。

一个膝盖痛的病人，治了好几年都没治好，最后听从我们的方法，用三个多月的时间踢腿踢好了。

她坚持两个多月踢腿，还没有多大改善后，想要放弃，但想起我们说的"不管好不好，只管做不做"，于是便咬牙坚持下去，到了第三个月，一下子好了，可以蹲下去，可以爬山，跟正常人无异。

行百里者半于九十，所有的成功并非一蹴而就，到达百米的终点也都是由前面九十九米的努力所达成的。

有人抱怨点按拍打没效果，谁知他才坚持了一两天，并非功法不好，而是看他有无坚信真干。

11 头重眩晕只需改变一个小习惯

头晕，气往上冲，怕摔倒，正是腰肾腿脚底气不足，平时多有晚睡上网玩手机消耗肝肾的习惯。

应该早睡少用手机，特别是不能躺着看手机。

早睡早起睡足后，要多赤脚走路、跺脚，没事坐着也可以敲脚后跟，肾气一足，再把气引到腰脚，头晕气往上冲的问题就可以解决了。

一个中年男子，这几年习惯晚上休息时躺着看手机，一看就是深夜，所以白天干活也没劲，有心无力。

久而久之，体质下降，以前爬山可以边爬边跑的，现在走起来都困难。以前工作都是提前完成，现在犯上了拖延症，在最后时刻才勉强交上去。他还得了眩晕症，坐着吃饭的时候，生怕从凳子上掉下来。

我跟他分析了问题的根源所在，告诉他只要恢复到正常的休息方式，即早睡早起，睡前一小时不看手机，就能够彻底解决他的眩晕症，以及工作生活的乱象。

他重拾以前好的饮食生活习惯，坚持早睡早起，到了晚上手机直接关机丢到一旁，早早就睡了。

再去赤脚走路爬山晒太阳，半个月不到，眩晕的问题彻底好了，工作学习效率也提高了，提前出色完成，对生活前途信心倍增。

改变一种生活方式，就是改变一种生命状态。

12 容易感冒扶正气

小孩子一感冒就打消炎药点滴退热的，正气一般会不足，很容易感冒发热，然后又西药点滴退热，这样循环下去，小孩子的身体就很虚弱。

其实在平时只需买些黄芪口服液来喝，少吃零食和难消化的食物，这样可使正气足，肠子里积滞又少，就不容易感冒，西药点滴就用得少，身体就可以茁壮成长。

有些肚子冷痛，甚至体温下降不够的，还可以每周煲点羊肉汤给孩子吃。

一个小孩子，他一发热感冒，就被家人带去打针吃药，没过多久，又发热，又去打点滴，最后白天坐着眼皮都睁不开，脸色苍白，说话没力，一量体温，才36℃。

我说："赶紧去买黄芪口服液，把正气补一补。"这小孩喝了很长一段时间，就很少感冒发热了，精神状态也不错。

又有一个小女孩，她爷爷很疼爱她，经常买零食给她吃，不到一个月就感冒发热一次，也是吃药打针退热。还经常闹肚子痛，到医院检查治疗也没见好。

后来我就建议她爷爷去买羊肉给孩子吃，每周吃一次，但要戒掉零食，尽量不吃寒性的食物。

小女孩自从喝了羊肉汤后，就很少闹肚子痛，到现在两年多，也很少感冒，脸红扑扑的。

有一次她班里很多人都得了流行性感冒，但她没事，这说明她的抵抗力强了，正气足。

黄芪主小儿百病，是非常好的培补正气之品。羊肉汤，对于阳虚胃寒肚子冷痛的人来说是大补之品。它们的性情都很平和温暖，可以补养小孩子正气，让他们健康成长。

13 零食少吃胃口好

小孩子只要戒掉零食，胃口就好一半了。

很多父母担心孩子吃饭的问题，却又没有下定决心把零食断掉，才会有反反复复出现的腹痛、感冒、痰咳、鼻炎问题。

所谓"一日三餐，一生平安"，要孩子身体安康，那就要坚持吃三餐，吃主食，三餐之外不要吃零食和喝饮料，这样饮食规律有节，就不会有那么多体弱多病的孩子了。

一个小女孩，肚子隐痛半年多。

医院检查说是腹部腺体肿大，便开了西药控制，但是也没说明是什么原因导致。

她父母在外面工作，所以爷爷奶奶很溺爱，她要什么就买什么，最喜欢的就是吃零食，正餐又吃不下，除非到外面买一些好吃的才吃一点。

我跟她爷爷说："戒掉零食，吃自己做的家常便饭，三餐之外不要吃任何东西，再买些山楂丸来吃。"

鉴于她平素体弱多病，一感冒发热就打点滴吃消炎药，便叫他们每周煲一次羊肉汤给孙女吃。

几个月后他们过来找我，我发现这小女孩完全变了个样，以前病恹恹脸色发白，还常常一副苦相，现在变成了活泼可爱富有生机的样子。

可见"无知的爱等于伤害"这句话是多么地真知灼见！

14 情绪压抑所致结节找胆经

脖子粗大，甲状腺结节，多是肝气郁结导致，可以多拍打腋下各200下，再敲打胆经，拍太冲。

一五金店老板娘脖子粗大，一查是甲状腺结节，有医生建议动手术。

我建议她拍打腋下、胆经、太冲，并且用加味逍遥丸跟蒲公英一起服用。一个多月后，脖子粗大、结节消失无踪。

女子多情绪问题，经常会导致肝胆经不通，气郁在脖子，则脖子粗大长结节；气郁在胸部，则胸闷乳腺增生；气郁在中焦，则胃胀呃气长息肉；气郁在丹田下腹，则肚子痛，月经不调，子宫肌瘤等肠道和妇科问题。

所以，女子要先学会解郁，平时要多拍打腋下，疏通胆经，多去爬山大吼一下，这些都是最快解除郁闷之气的方法。

除了女子容易肝气郁结，胆经不通外，小孩子也有不少类似的问题。

现在很多小孩子耳后或脖子会长小结节，这多是家庭矛盾转移所致。小孩子气本身就很弱小，家庭的负能量更容易流向他们。

很多大人生气后，无处发泄，自然就会倾泻给小孩子，小孩子被动接受，更无处发泄，肝胆郁闷，气结在耳后脖子，就容易长结节。

如果发现这个问题，家长可以多带孩子爬山，在山里大吼，把郁闷委屈之气吼出来，在家中随小孩子玩闹，玩耍时他会自动大吼大叫，肝胆气郁散了后，结节很快就会消掉。

只要小孩子不再充当出气筒被打压的角色后，心神重新主宰自己的身体，恢复天真活泼无忧无虑的状态，他的身体就会自动调整过来。

一对夫妇，经常怄气，有气没处发，经常会打骂孩子，找孩子出气，这孩子后来就长了两个结节，一大一小，父母看到后很担心，怕得什么大病。

我说："这地方是胆经所过之处，小孩子一般不会出现肝胆郁闷，肯定是大家经常骂他，把他当出气筒了，孩子来到这世上，应该得到更多的爱，而不是被嫌弃、被讨厌的。"

他们听后，很是自责，说以后不会再对孩子发脾气了。我告诉他们，只需要多带孩子出去玩，在家里不要管他，随他闹就可以了。

于是，在没有父母打压的情况下，他变得开心大胆了起来，说话先是正常的声调，后来渐渐变成了大声喊叫，好像吵架似的，这种情况持续了约半个月，声音就慢慢降下来了，父母去查看他耳后的结节，突然发现没有了。

情绪压抑导致的结节，不要想着去割掉结节，而是要想办法如何让情绪释放出去，等气消了，结节就会变小消掉，这就是"心病还需心药医"的道理。

气从哪里来，就从哪里去，家长不要把气撒在孩子头上，有气及时到山里吼出来，或者运动宣泄掉，千万不要对着孩子发。

小孩的气这么弱，被你吼几次，他的心神都会受到极大的摧残，甚至导致心理疾病、人格障碍，造成难以挽回的后果，不可不慎啊！

15 取嚏法，对治鼻炎屡用屡效

鼻炎多由肺寒脾虚引起，可以用取嚏法，即找些草须或纸巾揉细探鼻孔，刺激鼻子发痒打喷嚏，一般一个鼻孔可以打十几下喷嚏，每天只需要做一次，十来天鼻炎鼻塞就能改善甚至痊愈。

但要谨记"远寒凉，近温暖"，即少吃生冷瓜果、冷饮，多晒太阳、多运动。

平时还可以多喝些姜枣红糖水；脾肺寒痰较重的，还可以服用小青龙颗粒配合陈夏六君子丸。

有个孩子，常年咳痰、鼻炎，我告诉他的父母，这是孩子没有养护好，吃的东西太寒凉了，牛奶、饮料、瓜果、海鲜基本每天都没有断过。

感冒咳痰，又多用西药、寒凉药攻伐，导致孩子身体更虚，脾肺更虚。

于是告诉他们用取嚏法，并且要多带孩子去赤脚爬山晒太阳，再喝姜枣红糖水，平时服用陈夏六君子丸配合小青龙颗粒。

就这样痰渐少，咳嗽消失，鼻子通气，脸色不再苍白，个子长得更快，感冒也少了，即使感冒也很快就好了。

取嚏法的操作其实很简单，每天只需要做一次就够了，十来天肺部的寒湿之气就会被宣发掉，这是非常好的民间治鼻炎的方法。

16 扁平疣的治疗根本

扁平疣，不管是采取外用药还是内服药，或者是激光疗法，都容易复发，究其原因，大都是在结果，也就是病毒上去治的。

那么这个因是什么呢?

是体内的湿毒环境! 这才是扁平疣的根。

只有改变体内的环境，才能彻底拔掉疣体的根。

食疗上可以用炒薏仁、土茯苓煮水喝，连吃几个月，就能从根本上祛除扁平疣。

但若想不复发，关键还是要多晒太阳多运动，清淡饮食，早睡早起，维持体内环境的温爽清透，杜绝病毒在体内的滋生滥长。

一个小男孩，肥胖懒动，肥甘厚腻爱吃肉，在手上脚上都长了扁平疣，两三年都去不掉，用了外用内服的药，还是不管用，反而越治越多。

我告诉他们，就用炒薏仁、土茯苓煮水喝几个月就可以了。

后来这个小男孩就坚持用这个方法，每天饭前喝汤，吃饭的时候也不会胡吃海塞，对大鱼大肉比较能够克制。

同时坚持锻炼身体，第一个月，疣体就开始发痒干瘪，到了第二个月基本平了，再坚持一个月，扁平疣彻底脱落消失，小男孩湿气一退，个子也长了不少，学习、运动都比较积极，一改懒散拖延的习惯，考试成绩也上去了。

湿气其实就是气机懒惰的结果，不管是性格还是行为都很难积极起来。

要改变这种状态，就要先从健脾祛湿、清淡饮食开始，再导以运动锻炼，这样身体有劲活力四射了以后，再去学习就很容易进入状态了。

17 皱纹不仅仅是皮肤的问题

皱纹变多，皮肤变得松弛，衰老得快，看似是皮肤的问题，其实是身体被透支使用了。

很多人用很多护肤品、化妆品一个劲地往脸上抹，以为能修护遮盖，结果是赔了夫人又折兵，皮肤变得越来越差。

在中医看来，应采用休养生息之法，即尽量早睡，第二天早上就能早起锻炼，因为运动锻炼是可以让皮肤肌肉更滋润紧致的。

动为阳，阳主固秘，人一动起来，就是阳化气的状态，就是在炼化水湿脂肪毒浊，保持天天早起锻炼一两个小时，人就会变得比同龄人更年轻、更有活力。

一位50岁的男子，他年轻时很喜欢运动锻炼，后来工作和家庭压力大，事情多了，便渐渐懒惰下来，10多年没怎么去锻炼健身，中年发福，皱纹也很多，看上去像60多岁的人。

他和我说："这样下去，身体只会越来越差，不知道如何是好。"

我说："您以前不是很喜欢运动吗？重新捡起来就行了！"

他说："我没那个精力了，整天都很累，到了晚上还睡不着。"

我说："睡觉，活动，这些都是天生本自具足的，只是被我们自己搞乱了，我们只需要恢复原来的秩序，顺应日夜自然就可以了。"

我叫他回去后每天吃同仁堂牌的桂附地黄丸（大蜜丸），用淡盐水冲服，再坚持早睡早起，坚持每天早上去慢跑。

他刚开始几天还有点不习惯，但身体一旦重回轨道，跟天地运行规律相应后，睡觉锻炼都不成问题了，还能收获好心情。

大半年后，我见到他穿着运动装精神抖擞地走了过来，脸上皱纹少了大半，身材健硕，已经没有那股颓废、暮气沉沉的样子。

他说："通过早睡，每天锻炼跑步，我重新找回了年轻时的那股阳光自信，也点燃了我对生活的热情与向往。"

运动锻炼，可以让人变得更年轻，但这背后更是一个人对生命的态度，那就是生命不息，运动不止，生命在于运动，在于永葆青春火热的心。

18 血脉梗阻需"梳一梳"

小溪水变少，就容易瘀积堵塞，停留垃圾，人的血脉梗堵，也要看是否是气血不足引起的。

这类人多由操劳焦虑、熬夜少睡所致。

早睡加上按摩疏通是很好的办法，特别是拍打肘窝，疏肝解郁，尤其要用梳子从脑门梳到后颈，将思考焦虑向上冲的气血，通过梳通头皮给疏导下来。

一位中年老板，生意不好做，经常焦虑睡不好觉，晚上整宿地刷手机，犯了头晕，血管堵塞。

我跟他说："有生意的时候，把生意做好，没生意的时候，把身体管好，情绪调整好，不要到时钱没赚到，身体却垮了，你是家里的顶梁柱，你要是倒下去，家里老小可就遭殃了。"

他回去后，立刻执行我的建议，早睡早起，清淡饮食，坚持拍打肘窝，梳头颈，还经常去走路锻炼，一个月不到头晕问题就好了。

都说身体是革命的本钱，但是我们往往会把这本钱忘了，转而去追逐荣华富贵，最后生病了又回过头来，才发现身体健康才是真富有，其他的只是绿叶装饰而已。

19 从痛风看养生

痛风的人很多，一痛起来真的很难受。

我见过一个人，他痛得在床上打滚哀嚎，说骨头像是被咬了一样，痛不欲生。

痛风类似于古代的"白虎厉节"病症，如同被白虎咬住一样，遍历全身关节的疼痛。

古代这病很难治，但是现代大多数的痛风却很好治，它的致病因素主要是嗜食肥甘厚腻、好逸恶劳、熬夜喝酒。

在根上要清淡饮食，坚持锻炼，早睡早起，做到了这几点，再用薏苡仁、土茯苓、五指毛桃煲汤喝，同时每天把小腿按热按暖按红按透，这样可以帮助缓解疼痛，降低尿酸。

一位卖茶烟酒的老板，饮食肥腻，好烟好酒，还经常熬夜应酬，得了痛风尿酸高好几年了，隔一段时间就膝盖痛，走路一瘸一拐，饱受痛风煎熬。

我见到他时，他刚好痛风发作，我说："对您来说是大问题，对我来说却是小问题。"

我教他按小腿，一边教一边演示，按小腿的时候，几乎整个小腿都是痛点，他咬牙坚持说："这种痛怎么比得上痛风，你不要留力，使劲按就可以了。"

当时只按了膝盖疼的那个脚，大约十几分钟，然后让他回去坚持按，再告诉他降尿酸的食养小方子：五指毛桃30克，炒薏苡仁100克，土茯苓

120克。等尿酸降了，身体不痛后，就可以减半服用。

他回去发现膝盖居然不痛了，可以正常走路，大呼神奇，更相信我提供的建议。

于是便开始调整饮食结构，以清淡饮食为主，有空就按小腿，还坚持每天骑自行车10公里。

两个月后，他过来报喜说："我的尿酸正常了，到现在没有犯过一次痛风，整个人也瘦了10斤左右，这次拿一些茶叶过来给您，以表谢意！

我用这种方法调好了不少痛风的病人，解除病痛的同时，也校正了他们错误的饮食起居观念，让他们了知生病了，不能仅停留在求医问药的层面上，还要向上一指，挖出痛风的根源。

从一个贪口腹之欲大吃大喝的人，变为自律自制清淡饮食的健康养生人，这才是真正的寿康之道。

20 癌症其实并不可怕

患上癌症，多数是身心不调共同作用的结果。

像胃癌，深挖里面的病因，你会发现除了饮食不节外，还存在肝气郁结横逆脾胃的问题。

故而我们调理脾胃的同时，还要善于解除肝郁的影响。

一名胃癌病人，做了几次放化疗，身体已经很虚弱了，但脾气还是很大，他有呃气反酸、大便不通的症状。

我建议他可吃些柴胡舒肝丸，平日多拍打腋下，刮按胁肋部的痛点。

没事的时候，把手放在胃部不适的地方，什么都不用想，就意守在那里，感受它的温度气机变化就可以了。

他依照这个方法去做，没过几天，就反馈效果很好，打嗝反酸的问题少了很多。

刚开始拍打腋下，痛得要死，这是肝气郁结厉害的表现。

胁肋部的痛点也很多，一边拍打一边打嗝。

边刮按胁肋部痛点，胃部就感觉被松绑一样，放松软了下来，同时用手捂时，胃暖融融的，那些经常胀气隐痛的感觉也减轻了好多。

坚持数月后，他整个人的精神面貌都焕然一新，好似年轻了许多岁。

自此，他不再因病疾而灰心自馁，却因掌握了健康拍打掌捂的方法而重拾了对生活的信心，真正做到了带病延年的生命状态！

21 乳腺癌术后的人生

很多得乳腺癌的女子，生活中都是脾气好、善解人意的好人。

但这种好却不是真的好，因为她们只是想成为别人眼中的好人，却总是委屈了自己。

那怨恨不平之气被压抑住了，如果不及时排解疏导，长久下去，就会变生恶疾。

所以要真善，不要伪善。

真善是活出自己，善待大家。

伪善是苦了自己，讨好别人。

平时可以多拍打腋下，爬山大吼，吃逍遥丸，做开心喜欢的事，同让你开心幸福的人在一起，远离令你痛苦的人和事。

一名教师，她在丈夫的眼中是好妻子，在孩子的眼中是好母亲，在父母眼中是好女儿，在学生眼中是好教师，总之，她是公认的好女人有好脾气。

但是她最后得了乳腺癌，做了手术后，总是担心复发。

我见到她的时候，告诉她："我从你的脸上看到了委屈、柔弱、不安，甚至是绝望。"

她说："我一直都在努力做一个好人，但为何好人没有好报？"

我说："你做的好人像是石头压草，佛压着魔，等负能量病气强大到一定程度后，就会把石头顶出来，魔把佛推倒。"

于是，我建议她回去不要再做别人眼中的好人，而是要做真实的自己，要大胆地去表达真实的想法！

她回去后，慢慢地卸下了好人的面具，嬉笑怒骂，有什么就说什么，不想做的事也不勉强自己。

大家不单接受了她的改变，还觉得她越来越开心了。除此之外，她还喜欢上了骑车爬山，唱歌跳舞，拍打按摩，中医文化。

好多年后，我再见到她，她已经没有当初的苦命相了，是发自内心的开心自信。

她说："以前没有好好地为自己活，都是为了别人而活，现在才知道只有自己活好了，才能真正成为一个好老师、好家长、好女人，太感谢您当初的开导了，让我做回了自己！"

只有懂得爱自己的人，才能真正爱别人。希望大家都能活出真实的人生，去绽放生命的美好！

22 献给癌瘤病人的生命之礼

癌瘤是悬在每个家庭上的一把利剑，现在越来越多的家庭饱受癌瘤绝症的打击摧残，我们每一个人都需要正视警醒。

十年前，我们就预测癌症大暴发即将临近，于是便进入深山老屋，实践天人合一"日出而作，日落而息"的耕读生活，与老农一起吃住，探寻健康长寿的秘诀，总结远离疾病癌瘤的经验和方法。

而如今很多人仍然沉迷网络手机，熬夜无眠，久坐办公室，饮食无度，压力煎熬，争名逐利，不知保养精神，呵护气血。如果有一天病痛纠缠，癌瘤绝望，生死挣扎之时请仔细阅读下面的文章。

大众！请记住这句话：生病找医生，健康靠自己！

生病找医生，医生不一定能帮你。

健康靠自己，自己就一定能战胜疾病！

大众！请记住这句话：关注疾病，不如关注健康！

关注疾病，那么你得到的就是病痛跟药物！

关注健康，那么你得到的就是健康跟快乐！

大众！请记住这句话：关注他人，不如关注自己！

关注他人，你就是在耗散自己的精气神，就是在外求。

关注自己，你就是在充满自己的精气神，就是在内求。

大众！请记住这句话：今日不锻炼，明日被病虐！

懒惰，叫懒癌，是疾病烦恼滋生的温床！

锻炼，叫炼化，能炼化燃烧一切病气邪气不正之气！

大众！请记住这句话：少说一句话，多练一拳脚！

从来健康不在谈论思辨中来，说到不如做到！

简单的动作重复练，叫功夫！

重复的动作开心练，叫境界！

所以有空就练身，莫要多说，多说无益，唯练而已！

大众！请记住这句话：中医是人生最大的保险！

投资什么，都不如投资健康！

学习什么，都不如学好中医！

中医、养生、自然疗法、《黄帝内经》，这是健康的学问，不是你口中所谓的科学、理论、爱好，这是一种生命的体验。

苹果好不好吃，再怎么描绘，都不如自己亲自尝一口。

而中医这苹果，上下五千年，无数的中国人都品过来，无不竖起大拇指，齐声点赞，共相称颂！

作为中国人的你，不是去怀疑对比的时候，而是直接体证，好歹由自己去评判，莫要在头脑、在数据、在科学上去论证研究了，因为你研究的始终只是描绘苹果的味道而已！

大众！请倍加珍爱生命，远离消耗我们精气神的恶习，尽快走到健康的大道上！

每天我们都会听到关于疾病、关于癌瘤的消息，有些就发生在自己或家人身上，有些是他人朋友，我们可以清晰地感知到这场战争的临近，这是每个人都必须去正视面对的。

大众！知道吗？这场没有硝烟的战争，它的破坏力远远超过世界大战，它不是一个国家一个民族的战争，它会波及每一个家庭，每一个人，乃至我们的子孙后代，其影响之深远，代价之惨重，远远超过我们的想象！

大众！请仔细阅读以下十点，并努力如实逐一地体验我们这几年实证下来的经验，这是我们开辟出来的健康大道，也是我们为大家奉送的生命之礼！

（1）坚决做到早睡早起。作息跟着太阳走，太阳出来，就是我们开启一天阳动的时间，太阳落山，就是归藏气血的时间。

（2）坚决做到晨练一小时。晨练一小时，健康生活一辈子。这是一天锻炼身体最佳时间，也是克服懒癌的决胜制高点，此处做到，一天都斗志昂扬，一生无忧。

（3）坚决做到一心关注自己的提升，而不仅仅是外在物质的增加。人心向外驰求，精气神就会无时无刻地被消耗，而你所有的忙碌奋斗，都是为了自己境界的提升，精气神的充满，那么你再怎么折腾，你都是在健康的大道走着，又怎么会生病抑郁呢？

（4）坚决做到不管他人闲事。只管自己心安不安，有没有生烦恼心，有没有把心放在行住坐卧、日用生活、工作学习上。你一分散乱心，你就耗掉一分健康正气。

（5）坚决做到把手机放下。你如果觉得自己离开手机就没法生活

185

了，那么请你先尝试少聊微信，少刷朋友圈。手机充电次数越多，说明你消耗的精气神越多。不要把十年的精力，一年花光了。

（6）坚决做到赤脚徒步爬山。赤脚行走乃人之本能，此为接地气，地灸，天然足底按摩，引气下行，对治一切浮躁、上亢、着急、焦虑之症。

（7）坚决做到晒背天灸。一分阳气一分命，一分寒气一分病。阳寿，说明人的寿命长短，取决于阳气的多少。阳气的补充不在药物，不在健身房，也不在房间空调房，它就在户外太阳底下。植物失去了太阳，就等于失去了生命。人失去了阳光的普照，就等于失去了健康阳寿，就算是活着，也是活在充满阴湿寒冷多病肿瘤横生的状态。

（8）坚决做到细嚼慢咽，觉知当下，七分饱的进餐习惯。食物在口腔的咀嚼下，已经被消化了七七八八，在你每个当下的觉知下，进入胃部，胃部和缓从容地蠕动消化，就会产生最精华纯净的能量，供给身体，滋润到四肢百骸。

（9）坚决做个有担当有正气的中国人。正气在，精神在，文化在，中国就在。一个民族，没有正气，没有精神，没有自己的文化，那么这个民族就名存实亡！不管在任何行业，都要守护好老祖宗留给我们的文化、精神、正气，这是作为炎黄子孙、龙的传人的基本担当与不可推卸的责任！

（10）坚决做到每天给生命充电，给健康加油。每天把余下的时间用来锻炼强身，站桩充电，静坐养神，读书强志，分享智慧，这些时间不是用来争名逐利的，而是用来补充生命能量，觉悟人生智慧的！

大众！以上十条，是作为一个充满正气、健康快乐的中国人的基本要素，每天如实去实践、去记录、去省思，就是走在健康的大道上！

哪天，你要是在疾病痛苦癌瘤的深渊中充满绝望痛苦地行走时，只要记住这篇文章，这十条健康法则，只要当下、立刻、马上，毫不犹豫地去做，就刹那进入健康的生活之路，你只要努力坚持一天，疾病就会减轻远离一点，健康快乐就靠近你一点！

请记住！生命的法则里，没有侥幸，没有投机取巧，也没有不劳而获！

要健康，要远离病痛，就要打破懒惰，击碎傲慢，敲打身体，不怕苦、不怕痛、不怕累、不怕热，能坚持、能专注、能全力以赴，只管付出，不管收获，老老实实、扎扎实实、踏踏实实地去炼，去实行、去努力，这便是健康的实证者基本的态度！

在大家努力实践、细心体悟的时候，也请尽量分享经验，让更多在疾病癌瘤中痛苦行走的人，有机会回归到健康的大道上来！

23 颈椎承受的压力，要多"梳通"

长期伏案工作，或者低头玩手机，颈椎自然不好，还有一种是过度疲劳又吹空调引起的颈椎问题。

像这些颈椎的问题，我们首要的是先把精神养好，最起码晚上那一觉要睡好。

我见过不少落枕的人，大都是之前或熬夜喝酒，或房劳过度，或晚上锻炼吹风，这些过用劳累引起的颈椎问题，里面有寒、有瘀、有湿、有不足。

在保证睡眠、清淡饮食、防寒保暖的前提下，我们可以用牛角梳从头部一直梳到颈肩部，颈肩部要涂些按摩油，这样不至于破皮，可以梳久一点，梳到头颈肩暖热就可以了。平时没事可以握拳用小鱼际敲打桌面或墙体，直到颈部微微出汗为止。

一位电脑工作者，因为长期伏案颈肩酸痛，时不时还落枕，不胜其烦。

我说："你只需要在你的桌面上放瓶按摩精油和牛角梳就可以了，工作累了，就闭目养神，用梳子梳头，时间越长越好。"

他依言而行，每次累了就梳头颈，越梳头脑越清爽，脖子越舒服，肩膀的沉重感也大为减轻，那些转动受限紧痛的问题消失了。

这已经不是简单的调理颈椎了，而是一种享受，头颈暖洋洋的，压在肩膀的无形力量也不见了，身心很放松，让人沉浸在梳头的动作里面不想出来。

梳头也好，拍打也好，散步也好，我们尽量要用享受的心去做，在乐受中我们收获了健康，也收获了喜悦。

24 青少年弯腰驼背怎么办

现在青少年弯腰驼背非常普遍，处在青春期长个子的尤为突出。

为什么会这样呢?

20世纪80年代以前的人，很多都吃过苦，很早就担起家庭的重任，要么帮家里干点家务活，要么到田里跟着大人一起种地。

在成长的过程中，有挑担负重，强大了我们的体魄，坚实了我们的筋骨，磨炼了我们的心智，所以脊梁骨都是非常平正有力的。

现在的孩子们长得很快也很高，可是肩膀很单薄，背也驼得很明显，身体很弱，近视、鼻炎、腰酸、肚子不舒服，以及耐不了风寒，晒不了太阳，吃不了苦，没有韧性。

这些品质都不是说能在书本上、在温室里养出来的，而是要到广阔的天地大自然中拼闯锻炼出来的。

一个民族要有脊梁，一个人要有骨气，如果一个人连腰背都伸不直、长不好了，那么他就很难有那种搏击风雨、闯荡人生的勇气。

在这段时间，我观现在的青少年，很多缺乏最基本的担当跟骨气，他们不愿干活，不愿爬山运动，不愿意干家务，只喜欢玩手机，吃好吃的，到处逛街玩乐。

我希望作为父母，首先要做好带头作用，以身作则，把身心锻炼强大起来，然后多带他们去爬山，户外运动，参加社会公益爱心活动，以及独自承担家庭的一些任务，而不只是躲在家里学习，上补习班，或者玩手机玩电脑。

作为家长，我们要让孩子们的脊梁骨正起来。

作为青少年，我们要让自己具有勇魄担当的力量。

以下是我给当代青少年挺直脊梁骨的10点建议。

（1）在形体上时刻挺直自己的腰背，走路要挺胸，坐着要正襟危坐，眼神要光明正大，身上要散发一股浩然正气。

（2）要挺直脊梁骨，需要强大的体魄，每天晨练不可少，外练筋骨皮，内练一口气。

（3）不要唉声叹气，要我能，我可以，一切都是小问题，要有男子汉大丈夫顶天立地的英勇气概，不要做阴柔的奶油小生。

（4）不要崇拜明星，要向默默无闻、踏踏实实干事的人民英雄看齐，学做人民公仆，做到真正爱国有担当。

（5）少在家里玩手机，多到户外爬山出汗。人窝在家里不出去，阳气就会不够，而多晒太阳、多运动，则是壮阳之道。

（6）力所能及地担当家庭重任，一个饭来张口、衣来伸手的孩子，是很难有出息的。

（7）多看正能量的视频、书籍，从思想源头上武装自己，培养自己的正知正见，端正身心，就是端正我们的脊梁骨。

（8）可以多做背部推拿，一般背驼的青少年，其实只需要多加按摩，就可以慢慢长平直。

（9）平时多做伸展运动、撞背、滚背、划船功，可以让我们的脊背更加通达有力，让脊梁这条大龙充满力量。

（10）多了解我们老祖宗的文化，譬如中医、易经、太极、武术、儒释道经典，这些都是无价之宝，我们有责任去继承与发扬。

一个国家没有自己的文化，那么这个国家就名存实亡。

一个国家的人民丢弃自己的文化，那么还有何颜面说自己是中国人？

要做就做一个堂堂正正的中国人，一个挺直脊梁，一个知根知底、地地道道的中国人！

25 揉腹可调百病

什么是行动力？

《道德经》说："上士闻道，勤而行之。中士闻道，若存若亡。下士闻道，大笑之，不笑不足以为道。"

一个人闻道了，毫不犹豫就去做到，这就是行动力强的上士表现。

大家之所以烦恼重重，身体孱弱，说白了就是一个中士、下士而已。

一个病弱的懦夫，只会在痛苦中沉沦，他的世界是灰暗的。

一个病弱的勇者，他敢把强敌拉下马，击破种种的不可能。

在练身界中，没有人甘愿做一个懦夫，就算是再强大的病痛，也一样视若等闲，用练身人的无上毅力，钻木取火的精神，磨化病魔，强壮己身。

在这里，允许失败，允许挫折，但是绝不允许有失败感、挫折感。

在最后一刻，也毫不放弃，像英雄一样屹立不倒！

今天要介绍一个外治法，叫揉腹法、推腹法、脏腑推拿等。

它的名字很多，其实很简单，就是内壮脏腑，调和气血，排除三浊（浊气、浊渣、浊水）。

腹部是五脏六腑之宫城，阴阳气血之发源，这里只要经常点按推揉，便可以达到通和上下，分理阴阳，去旧生新，充实五脏，驱外感之诸邪，清内生之百症，补不足，泻有余，消食之道，妙应无穷，有祛病延年实效耳。

一头痛、眉棱骨痛的病人，通过揉腹，不到10分钟头痛、眉棱骨痛就减轻消失。

一女孩腹部受寒，胀痛难耐，点按手足穴位，喝暖胃行气汤药后疼痛稍微缓解，后用揉腹法，把力度渗透进腹部肠胃中，也是不到10分钟，痛去若失。

一职场女强人，情绪压力得不到释放，长期失眠，喜怒无常，一经揉腹，胸部点按，背部推拿，当下便呼吸深沉，安然入睡。

揉腹可调百病，能与不能，信与不信，只有自己亲自品尝，做到上士勤而行之，才能真正体证到此话是真实不虚的！

揉腹没有定法，当机则可。

大家可以参考仙人揉腹法或李世音老人的揉脐法。

26 虚空拳，瞬间打通从胸走手的经脉

虚空能容万物，能化万物，能转万物。

百病皆生于气，气血冲和，万病不生，一有怫郁，诸病生焉。故人身诸病，多生于郁。

人的烦恼疾病，多因气机不条达所致，先是气郁，后是堵塞，最后变生疾病包块。

现代人久坐的时间，远远超过行走锻炼的时间，所以多气机不通，血脉瘀堵。

如何打通瘀堵的气血，除了汤药、推拿这些被动疗法外，还有更为重要的主动疗法。

当你处于被动挨打时，最直接有效的办法就是主动出击！

这里介绍一个扎马冲拳法，又叫虚空拳。

因为是拳打虚空，身心积累的负能量，通过吐纳冲拳可以迅速地释放出去。

这种释放没有任何负面影响，关于负能量情绪的释放，如果是对着亲人朋友的话，那么这种代价就太高了，伤人伤己。

但是我们有一种无毒副作用的绿色无公害自然疗法，那便是虚空拳。

刚开始动作不要太快，等熟练有一定功力后，可以适当地加快加大力度，这样情绪能量就能迅速地转为身体的浩然正气。

所以会转没有恶病，会化没有恶缘，一个人只要懂得在郁闷不条达时，立刻来几十上百下虚空拳，1分钟不到心胸气闷便消，2分钟不到便汗流浃浃，3分钟不到便浑身松软，5分钟不到便可打通周身经络，令气血上通下达，气息绵绵。

在练的时候，可以发出"哼哈"的声音，也可把气吐出来，常练久练，可以强胸壮肺，丹田气足，疏解郁闷，释放情绪，音声洪亮，开心益智……

诸多妙用，言之不尽，只需个人多多体验挖掘！

27 打通关乎寿命的膀胱经

膀胱经是人体最长的经脉，同时人体筋缩也是从这条经络开始的。

膀胱筋（膀胱筋与膀胱经的循行位置几乎一样）一缩，全身的筋就好像卷缩起来一样，龟缩成一个板结如龟板一样。

筋长一寸，寿延十年。

背薄一寸，命长十年。

所以当人体的膀胱筋被拉长、拍软、搓暖后，全身的筋自然都会松解开来。

而人体的筋柔，经络通畅，自然身体健康，心情愉悦。

而且膀胱经是疏通水道排泄浊毒的，所以减肥，要有个好身材，首先就要拉通膀胱筋。

那么我们要如何拉通这条最长的膀胱筋呢?

第一个动作是顶天立地，即两脚站立，与肩平宽，双手交叉上举。这个动作拉伸拉直膀胱筋，约做5分钟。

第二个动作是猫儿拱背，即双手双脚着地，模仿猫拱背伸懒腰的动作。这个动作把腰背部的筋拉开来，约做5分钟。

第三个动作是撑手横叉，即双手撑地，打开两脚做横叉动作，根据双腿大筋柔韧度打开，以能耐受为度。这个动作把腿部的大筋拉开，约做5分钟。

做完这三个动作后，再做个正脊的动作，即两脚站立，与肩平宽，像拨浪鼓一样摆动双手，带动整条脊柱左右转动，这个动作可以校正脊柱关节，达到骨正筋柔的效果。

再配合站桩，感受身体的温暖松通，气息绵长。

这个动作组合如果经常做，可以预防和减少腰椎间盘突出、腰痛、背痛、颈椎痛、肩膀痛，以及鼻炎、头痛、易感冒、手脚痹痛等诸多问题。

注意事项：对于筋缩严重，身体气血能量不足的，阴阳不平衡的，可以酌情减少时间跟强度，一切都以舒适能忍为度，切不可勉强，须知长久地坚持才是硬道理。

28 痛症关键在于"通"

痛即甬道堵塞，不通也。

在身体上点按痛点，就可以通经络，活气血。

被按时，连连喊着痛，痛，痛！在我听来就是通，通，通！

生孩子时，母子都承受着巨大的痛苦，但在打通这条生命通道后，便是新生，喜庆！

毛毛虫在蜕变成蝴蝶之前，是在生与死之间挣扎的，但当褪去旧皮囊时，它就会变成美丽、翩翩飞舞的蝴蝶。

蝉蛹在地下蛰伏17年，最后从土里钻出来，褪去蝉蜕，飞上枝头，长鸣于夏。

蛇每年都会蜕几次皮，每一次都是痛苦的挣扎，这是生命的洗礼，是成长的代价。

很多人处在逆境低谷、疾病绝症之时，就如蜕皮一样，这里面的主题就是痛苦挣扎，不是你坐在那里品茶、打坐，静静地享受冥想那么轻松简单的。

所以人生本来就是充满痛苦的，不要去躲避它，要直接面对，把这股能量转化为勇气、毅力、信心、慈悲、喜乐。

一患抑郁症的女孩，经常会有自虐的倾向，头撞墙、刀割手，甚至还有自杀倾向。

后来通过痛点按摩，赤脚爬山，这些行为倾向慢慢就减少，最后抑郁症消失，变得充满阳光，笑容满面。

这就是通过主动正确地释放痛苦，而慢慢转化身心的负能量，使之成为积极阳光的正能量。

人之所以会抑郁，就是能量郁滞住了，我们需要把它疏通，而这疏通最直接快速的就是痛点按摩。

这是治疗抑郁症的一把绝世之剑，也是我们身心压力增大的一个救命之方。

一中风后遗症病人，腿脚不方便，大腿胆经怕痛拒按。

先是拍打疏通全身各处瘀堵，每天拍一两个部位，最后再拍打点按大腿胆经，边拍他边喊痛！痛！痛！

最后出了一大片鼓起来的紫色包包，痛也随之而消散，走路慢慢恢复正常，由刚开始的摇摇晃晃，到现在能平稳行走。

一腰背痛数十年的老者，世界各地皆求治无效。

用肘法如犁田，犁开背部结节粘连，老者痛得全身发抖，但仍咬牙坚持。

第二天早上报喜，说这是他人生承受最大的痛苦，也是这数十年最快乐的一天，他看到了奇迹与希望。

老者的腰背痛缓解了七八成，这是一种主动吃痛的结果，在打通他背部通道时，必然伴随着巨大的痛苦，同时也调动他散落在全身的气血来开拓修复背部的伤痛。

其实痛苦和快乐，就像一个硬币的两面，是一不是二，你一生都在逃避排斥痛苦，那么你一生都在痛苦中。

你若能够在痛苦中挣脱出来，就能升华蜕变，就能苦尽甘来，雨后天晴。

痛是一味大药，是一股强大的能量，大家要善加利用。

同样人生的所有不如意，也是我们自我提升的转机。

你在任何时候，念头都是积极向上的，那么你就能完成一次次的人生蜕变，最后成就生命的升华，达到喜从内生、福自心起、乐由己求的境界。

人生是平衡的，你主动去运动受累，拉筋忍痛，付出吃苦，辛勤耐劳，那么你将收获更多的健康、幸福、成功、智慧硕果。

对于身体的一些痛症，拍打的效果也非常好。

怎么拍呢?

大部分定点拍就可以了，也就是哪里痛拍哪里，有些已经红肿的除外，这类的要从周围疏通，要避开红肿的地方。而大部分不红肿的，我们就可以用定点拍的方法。

用手或者拍打板，直接在疼痛处或整个区域拍打，直到暖热通透为止，力量不需要太大，和缓地拍即可，时间上要长一点，这样效果会更好。

老年人关节疼痛、肌肉酸痛的很多，平时看电视或者聊天时，就可以用拍打板拍这些地方。

一次只拍一个地方，不要东拍一下西拍一下，这样就像打井一样，没有打到井水就换地方，是永远也喝不到水，得不到利益的，又像煮开水，还没滚就熄火，等下又煮，又熄火，永远也没有开水喝。

所以拍打也好，按摩也好，吃中药也好，要有恒心，要懂得坚持的好处，只有到了那个点我们才可以停下，而定点拍打的点就是红透热透软透，这才叫点到为止。

一位远道而来的退休老教师，她很喜欢中医养生，了解了很多，但就是搞不定她的膝痛、腰痛问题，用了许多方法，都是短期疗效尚可，没法断根。

我说："老师常教学生读书要有钻木取火、铁杵磨成针的精神，对待身体也一样，你只需用拍打板每次拍一两个小时就解决问题了。"

她问："你可不可帮我拍？"

我说："您大老远过来一次不容易，我替你拍，只能帮你一时，但你自己在这里拍一个小时，把这方法取回去，就能帮你一辈子。"

她听后点点头，便拿起拍打板自己拍，期间还问力度要怎么掌握，我告诉她拍得舒服就可以了。

对于这种定点拍，力度的标准就是怎么舒服怎么拍，每个人都不一样，有些人大力一点舒服，有些人小力一点舒服，只要拍够一个小时以上，就会出效果。

果然，这位老教师拍了一个多小时后，膝冷痛变为柔软暖热。她试着走来走去，膝关节一点都不僵硬不酸痛了，又试着蹲了几下，也很舒服，她开心地竖起大拇指说："这方法太好用了，我以后回去就有事情做了，天天拍打膝盖，看它还痛不痛！"

我说："这就是来自中医文化的自信，因为它太有说服力了，这定点拍打的方法，不单适用于拍膝盖，身体哪个地方疼痛都可以这样拍，效果杠杠的。"

这种拍打不单可以解决痛症问题，还可以让退休老人有事干，身心有个安放处，不会在那里瞎操心胡思乱想，简简单单地拍打，快快乐乐地安度晚年，这就是中医智慧，中医方案！

29 养膝要从肝、筋、心入手

一东北壮汉，来家里做客，谈及往事，慷慨激昂，又长吁短叹。

他曾是登山爱好者，常徒步数十上百公里，引以为傲。

后经医生告诫，且膝痛，无奈割舍徒步爱好。

我言："你伤膝盖一是用力过猛，用时过久，膝部精油不足，所以磨损关节。"

他说："我如今连爬山都不敢了。"

我说："用行禅七字诀（止语止念一条线），再加跪膝功，喝些养筋汤。"

他说："我很赞同你的看法，几年前，我在寺庙里打佛七，每天大拜三千，坚持一百天，到现在膝痛没犯过。"

我说："缓慢、安详、正确的运动，不但不伤膝盖，反而能把气血灌注过去，帮助更快更好地恢复。"

曾经一个70多岁的老爷子，医院判定他不可以爬坡，否则会造成不可想象的损伤。

结果他用缓慢安详的行禅七字诀，走了半个多月，没喊过一次痛，且愈加自信，膝痛不药而愈。

可见慢补快泻，膝部损伤，皆由肝急所致。

凡事缓则安，慢则全，急则危，忙则损，此是养膝养肝之心法也。

一广州女子，孩子感冒，边爬山边担心，最后膝部疼痛。

我跟她说，焦虑担心，则肝气郁结不疏，筋脉纠结，关节缺血，膝为筋之府，肝主筋，膝下承欢主儿女后代，故担忧子女，首伤膝盖。

她听后若有所思。

我又跟她说，人言担忧如诅咒，子女已长大，要放宽心，他们才能健康自由地成长。

曾经有一警官分享他在执勤时，被人砍伤后，他妈妈打电话问他是否有什么事，他妈妈告诉他前两天她看电视，见到袭警的新闻，就一直心不安，担心儿子有危险。

当然他没有告诉她妈妈，而是说自己很好。

经过此事以后，他便体悟到，原来担心就像诅咒一样。

我们要宽心，不要担心。既来之则安之，事来则应，事去则安，何须挂怀！

故养膝要从肝—筋—心上入手。

四逆散（柴胡、白芍、枳壳、炙甘草）解除肝郁，令筋脉松解，气血得以流通。

川牛膝、枸杞子、当归，引血入膝。

养筋汤（白芍、熟地、酸枣仁、巴戟天），让筋脉柔软有力，富有弹性，关节充满精油，则膝盖自然得到能量补充，屈伸有力。

心上要放宽，要安住当下，走路时要知道走路，不要一边走路一边胡思乱想。

守住本位本心，方是修身炼性的大要。

30 心脏问题哪里解？两肘窝中有秘诀

《黄帝内经》云："肺心有邪，其气留于两肘。"

两手的肘窝是人体八虚之一，肺心的邪气在这里停留，平时多拍打两肘可以排胸部邪浊之气，疏通心脑血管，开胸散结，宣肺解郁，减轻心肺压力。

现代中老年人心脑血管堵塞的问题很严重，我国突发脑梗死、心肌梗死、中风猝死的不计其数。

对于如何保护心脏，如何让心脑血管通畅是每个中国人都要去研究和学习的。

古代的《黄帝内经》已经把最核心的方法传给我们了，就是要多按摩拍打肘窝。

有些人刚开始拍打，可以拍出很多黑痧出来，但拍完后，心胸会为之一开，头脑会为之清爽，那种压在心胸的石头，悬在头上的剑的感觉也会消失，心脑的危机一解除，人自然会有那种如释重负的感觉。

记得几年前，网上流传一个视频，一个人在候车室突发梗阻晕倒，情况很危急，这时一位老中医迅速走过来，边把脉边拍打病人的肘窝，拍打的声音很大，没过多久，这个病人就醒过来了，呼吸渐渐顺畅，脱离了生命危险。这是一个通过拍打肘窝疏通梗阻的急救案例。

有一位阿婆，她一紧张着急就头晕，走路很怕摔倒，看她舌下静脉怒张，舌头侧偏，是有瘀血阻滞。

我便教她拍打肘窝，用梳子梳头颈，平时打些丹参、三七、西洋参粉来吃，这个活血益气的小方子，是很多老人家里必备的小药粉，每次2~3克，开水冲服，一般一天一次就够了。这位阿婆有点胃寒，我就还叫她加点胡椒粉，同时饮食要清淡，多走路散心，保持心情的愉悦舒畅。

她当天拍肘窝当天头晕就基本好了，这么有效又省钱的方法，她当然很乐意坚持，因此几乎每天都会拍打肘窝，还开始练习拍打操，全身都轻轻地拍个遍。

渐渐地，她身体越来越硬朗，走路如风，从病痛的恐惧中走了出来，心情大好，逢人就说拍打肘窝的好处。

31 肝胆被困怎么办？拍拍两腋可松绑

《黄帝内经》云："肝有邪，其气留于两腋。"

腋下也是八虚之一，肝胆的邪气会在这里停留，平时多拍打腋下，就可以把肝胆的邪气排出去。

可以说，这八虚就是五脏的烟囱排毒口，是负责疏泄邪气、压力、负面情绪的地方。

一位肝癌病人，口苦胁肋痛，腹胀，腋下还肿了个包，非常消瘦。

我说："除了中药辨证开方外，还要坚持拍打腋下，刮胁肋，保护脾胃。"

便现场演示，教他拍打腋下，刮胁肋。

一拍腋下，他就喊痛，拍了200下后，他说腋下不痛了。

然后胁肋刮痧也一样，很痛，出了很多黑痧。这套手法做完后，他说："胁肋不痛了，像松绑一样，呼吸都顺畅了，口苦也减轻了好多。"

他学会这套手法后，每天都在用，我还教他用葛根、五指毛桃、土茯苓、薏苡仁、赤小豆煲汤喝，可以健脾护肝，补气利水，腹胀很快也下去了，腋下肿的包几天后也消下去了。

八虚就像是重病癌瘤病人的救命稻草一样，你只要让他知道这个方法，起到效果后，他一定会每天坚持拍打的，因为只有生过大病重病的人才知道生命健康的宝贵，才知道好的中医疗法是多么的可遇不可求！

还有一位女教师，她以前性格很开朗直爽，有什么就说什么，后来她的丈夫身体不好，为了照顾丈夫的情绪，就不大敢闹脾气，讲话也温柔了很多。

不久后她脖子就开始变大，感觉硬硬的，喉咙也好像有东西一样，但是咳又咳不出来。

我摸她的脉，左关郁大，其他脉象还好，就问她："你是不是脾气不好，爱生气郁闷，不开心？"

她说："我脾气很好啊，最近都很少发脾气，心情还算平稳。"

我说："脉象骗不了人，你很委屈，脖子变粗大，正是肝胆郁气排不出导致的。你看，人生气了，叫气得眼红脖子粗，不就是你现在这个样子吗？"

她听后若有所思，说："我平时性格还是很开朗的，最近丈夫身体不好，我都很少说大声话了，但也没觉得不开心。"

我说："你头脑上是可以自我开解的，但是身体确实是被郁闷堵住了，你自己检查点按下胸口、腋下，以及敲下大腿胆经，还有脚掌太冲穴，还有丘墟到足窍阴这条线，是不是很痛？"

我一边指导她点按敲打，一边叫她感受。先是胸口，一碰就痛，我教她从天突到膻中这条线来回点按，然后拍打腋下，也很痛。

接着敲打大腿侧面胆经，敲打时力量一定要渗透进去，这地方也很痛，到太冲、足窍阴这些地方，就开始痛得叫了起来。

拍打点按完后，她舒了一口气，说好久没有这么轻松了，她转动了一下脖子说："咦，脖子也松开来了，没有那种僵硬的感觉，吞口水时，喉咙的那团气也散了好多。"

她回去后，每天都坚持拍打腋窝，一个星期后，再见到我，她说："你看我脖子是不是变小了很多，都还没吃药，就有这效果，神奇！"

我说："说明您是一个执行力很强的人，回去再买些逍遥丸跟蒲公英片吃吃，可以增强效果。"

这就是给身体及时疏通排气的好处，身体八虚这几大排气口，一定要多使用多拍打。

现代人的身心问题很多，压力山大，如果没有好的排遣手段，长年累积这些郁闷浊气，真的会出大问题的。

前段时间，一个大学教授过来做客，他说他们学校里有一个学生跳楼自杀，可知精神的内耗，身体的郁阻，加上苦无出路，就很容易想不开。

如果国人都能够知道并且掌握这套拍打八虚的方法，有时间再多出去骑车、爬山，我相信人是会很开朗开心的，哪会想不开做傻事呢？

32 吃苦耐劳大脾胃，也需两髀来助力

《黄帝内经》云："脾有邪，其气留于两髀。"

两髀是哪里呢？大腿内侧与腹部的连接处，即腹股沟，就像腋窝一样，是手内侧跟胸部的连接处，都是浊邪留注的部位。

经常拍打腹股沟，可以健脾通腹，和胃降浊。对于妇科、男科、腹肠问题都有很好的效果。因为脾主大腹，通过拍打腹股沟，使腹部这块区域的邪浊排干净后，像带下、腹痛、便秘、宫寒、前列腺肥大等问题就比较好解决了。

一个中年男子，喜欢大吃大喝，有一段时间吃的烧烤辛辣多了一点，得了口腔溃疡、便秘。

我说："你这是吃多了，只要饮食清淡，再坚持拍打腹股沟，用南薯粉（俗称芭蕉芋）冲开水吃，很快就会好了。"

他回去后，便拍打腹股沟，一拍就是一个多小时，饮食基本是喝粥拌青菜，第二天大便就来了。

接下来每天都排一次大便，口腔溃疡也渐渐消失。以前他还有口臭

的，自从改为清淡饮食后，也没有了。

通过身体的一次疾病，从危中找到转机，开始调整饮食，坚持拍打腹股沟，关注健康的生活方式，这才是正确对待疾病的态度和方法。

人在造病、生病、治病中轮转，是很难解脱痛苦的，只有走上健康内壮养生的道路，才能够获得幸福喜乐和谐的生命状态。

一名患有子宫肌瘤的妇人，到了绝经的年纪，但一直子宫出血，有好几个月了。

我说："这肌瘤是良性的，只要绝经不出血了就不用动手术摘除子宫，以后它会跟着子宫一起萎缩掉。"

我教她拍打腹股沟，刮按脚底子宫反射区，同时每天用1.5克的三七粉温酒送服，当天子宫出血就少了很多，到了第四天就没有再出血了。我叫她三七粉可以停掉不用吃了，接着拍打腹股沟，按摩脚底板就可以了。

就这样坚持，不到半个月时间，就彻底治好了子宫出血的问题，不用去动手术摘除子宫了。

身体出了问题，我们只需要轻轻地拉一把推一下就可以了，不是动不动就强力介入，手术摘除。

要相信身体的自我疗愈能力，我们只需要顺势而为，助推一下，给邪一个出路，让它自己出去，让正气来主导身体，化解所有的问题。

33 日夜颠倒损耗肾，两腘窝下见真章

《黄帝内经》云："肾有邪，其气留于两腘。"

腘窝，就是大腿弯，是肾脏邪气停留的地方，有些女孩子爱穿裙子，腘窝处就会看到很多青筋，这是肾有寒邪。

还有一些人爱喝冷饮、吹空调，腘窝是肿胀的，说明腰肾有湿邪。

那些经常劳作，腰部有劳损瘀血的，腘窝的皮肤就比较暗淡，同时小腿的筋脉也比较怒张，肌肉也僵硬。

房劳过度的人，肾气消耗很大，腘窝就比较干瘪发凉。

有些得了肾炎的人，整个膝部也会肿胀，摸起来像干巴巴泡在水里的烂木头一样……

所有这些问题，我们都可以多拍打腘窝，排肾脏的邪气，再辨证肾邪从哪里来，就从哪里入手调治。

一位开网吧的老板，他经常熬夜，酒色过度，身体消瘦，眼神迷离不定，得了肾炎。

这是一派败亡之象。

我告诉他："你这种身体，要活多几年命的话，就要猛回头，跟过去糜废的生活说拜拜，彻底斩断不良的生活习惯，回归农村，与天地四时同步，让大自然来帮你校正修复。"

于是，他卖掉网吧，回到家里，重新开垦荒田，种上蔬菜粮食，并且每天吃2丸桂附地黄丸，用淡盐水送服，一有时间就拍打腘窝和腰部的八髎穴。

就这样过了一段乡村田园生活，他腿脚变得有力，以前走路是拖着走，好像淌着泥一样，行走很艰难，现在可以迈开大步走，眼睛也能睁开看人有神了，小便本来冒很多泡，现在也渐渐消失了。

对于肾脏的调理，是需要打持久战的，没有长久心，不具备坚定的信念，怎么能够扭转败局呢？

一设计人员，长期熬夜，腰痛肥胖，他说："再这样胖下去，我身体会受不了的。"

我说："你这是脾肾阳虚肥胖，腰痛也是一样。你长期熬夜码字伤肾，思虑伤脾，难以运化水湿，腰部湿重就会痛，阳气不足加上脾虚就会肥胖。"

我教他拍打腘窝、腹股沟，吃桂附地黄丸，戒掉熬夜的习惯，早睡早起，每天坚持慢跑锻炼身体，人的气血一足，一动起来，水湿邪浊就可以被代谢出去。

他坚持过这样的生活一年多，体重减了几十斤，腰痛好了，整个人年轻了不少。

现代人熬夜的问题很严重，这是一种拔根的行为。

肾气是人体的根本，根本不固，就会地动山摇，纷乱渐起，所以一定要确保早睡，减少酒色，收藏好精气神，这才是我们真正的宝贝，是任何东西都买不到，也替换不了的。

34 断除淫欲之念，保守先天肾精

淫通壬，壬为天干北方水，归属于肾，即过度无节制的欲望为淫。

养生首要保的就是肾精，而肾精的消耗大都起于淫欲之心。

饱暖思淫欲，一个人常年处在温饱状态下，就容易堕落在淫欲情色当中。

现代人很多都是上热下寒体质，也就是虚火很大，肠胃腰脚很寒，处于小病难治，大病要命的状态。

为什么？肾精漏失了。

过度地纵欲，就如在荷花茎上划一个口子，很快花朵就枯萎了。

这也是为什么现代年轻人智力下降、记忆力减退、近视多、鼻炎多、抵抗力不足、后劲不足、提不起劲来、陋习严重的根本原因。

一个人的原动力被下漏了，自然就变得没有志气，鼠目寸光，没有远大志向，恢宏的胸襟。

试问一下，现在有多少人可以做到连续3个月不漏精不房劳的？

我相信很少，而好的习惯养成，就需要超常的毅力、持久的耐力、超强的魄力，这样才能成为终身的习惯。

就像修行人的早晚定课，无一日间断，如果没有强大的体力精神去支撑，怎么可能持之以恒呢？

一个团队没有灵魂人物的引导，那么这个团队就会分崩离析。

一个人身体的精气神，如果没有时刻围绕着终身目标去奋斗，就会散乱昏沉，消耗殆尽。

要把淫欲之行之心转化为清静之行之心，就要树立终身为之奋斗的目标。

在正确合乎养生天道的运用下，人的能量越用越足。

在自私淫欲违背自然规律的运用下，人的能量会越耗越少。

仔细省思一下，自己每天是怎么用自身这股能量的，就会明白一切都是自作自受，自受用的。

练习一下，观照一下每天自己的行为举止，起心动念，有多少是专注在自我提升，提升生命质量的，又有多少是耗散在争贪搅扰，浑浑噩噩上的？

记得在山里修学时，来了一名佛修者。

他服侍照顾父母十多年，直到双亲往生西归，是个切切实实的大孝子。

我当时看到他时，也被他的孝行所感动。

更加令我惊叹的是将近50岁的他，居然脸上没有任何皱纹，婴儿肥，红扑扑，讲话利索，中气十足，看上去就30多一点，活力远胜年轻人。

我们就问他是如何养生的？

他说，没什么，一个是常念佛拜佛诵经做善事修清净心，一个是5年都没有漏一次精。

原来他是修清净梵行的，因为已经有了孩子，传宗接代的使命也完成了，夫妻俩便发愿精进修行。

自从夫妻分房睡后，他便每天精进修行，身体的精完全被炼化，自身能量也不断地上升，所以皱纹、白发都消失了。

他现在过午不食，每天睡觉的时间也很少，却气力十足，精神饱满，智慧渐开。

炼精化气，炼气化神，炼神还虚。

精满不思淫，气满不思食，神满不思睡。

这种只有在书本武侠小说上看到的事情，居然让我在现实中遇到了，真的很稀有难得。

35 白天犯困疲劳，晚上精神亢奋失眠

很多人都有这种问题，白天犯困，晚上亢奋睡不着，严重的晚上通宵失眠睡不着，导致焦虑抑郁及身体上的诸多疾病的发生。

其实解决的办法很简单，就是抓住白天的阳气生发这个特点，在自己犯困的时候，撞背，拍打颈部及百会穴，让自己整日都处在阳气焕发、精力活跃的状态，这叫擂鼓出征，斗志昂扬。

到了晚上阳气敛藏，就放下手机、电脑，散步、站桩、按脚、摩涌泉、泡脚、静坐，这叫鸣金收兵，收敛精神。

只要做到白天多动，生发阳气，劳其筋骨，令阳出于阴。晚上微动，敛降浊气，安其身心，令阳入于阴，就可以扭转乾坤，水火既济。

我将此凝练成如下口诀，可供参悟。

日里犯困，夜晚难眠。

颠倒昼夜，神疲乏力。

朝拍百会，夜摩涌泉。

白天宜动，晚上宜静。

动则生阳，静则养阴。

上下交通，撞背揉腹。

内透外达，扎马狮吼。

水火既济，阴阳交融。

乾坤倒转，地宁天清。

悟透此诀，自在逍遥。

36 关于《少林秘笈》的现代故事

为什么我对自己的身体这么有信心，跟大家分享两个经历。

我在初中、高中阶段，学习压力大，视力也下降了。

碰到近视，很多人会选择戴眼镜，或者往前排坐。

我却偏不，直接坐在最后一排，每天揉眼睛，瞪大眼睛看，点眼药水，硬是把模糊的粉笔字看成清晰，把小字看成大字。

因为我曾在书摊上买到一本《少林秘笈》，上面就有介绍练眼力的。

大概是每天在静室里点上蜡烛，然后一直看，再就是找一个很小的点，把小点看成大点，最后像大球一样。

同时也有一些导引功法，及运眼、摩眼的手法。

我是一个武侠迷，便把这方法论用在自身上。

后来眼睛不单没有近视，在长达10年的撰稿生涯中，每天对着电脑基本10个小时以上，居然眼睛明亮，视力如常。

当然了，近视的类型有很多种，不可通通效仿之。

第二就是我牙齿曾经有个小洞，吃饭时也会痛，同样是在《少林秘笈》里看到关于叩齿功的介绍。

先是早晚叩齿，后来平时也叩叩，听说咬果核可以练牙齿，便会把果核也嚼碎了。

也不知过了多久，反正是几年，这个小洞没有继续变大，最后居然也没有了。

很多在常人眼中不可能的事情，却往往有出人意料之时。

我想说的是，万事皆有可能，真正能缔造奇迹的是你那颗坚韧不退的心。

相信自己的身体，常与它进行沟通，通过练功导引，按摩经络，点按痛点，坚持不懈，久而久之那些恼人的病痛自然而然就没有了。

近视的原因有很多，主要有以下几点。

一个是过度用眼，二是肝血不足，三是脱离大自然，还有一点，很多人都忽视了，那就是很少远望。

长时间看近处的东西，几乎没有远望，以及处在城市高楼林立中，视野狭窄，眼睛功能受限，自然近视。

在药物调养上，我常用眼三药（桑叶、菊花、枸杞子），或用中成药杞菊地黄丸，多远望，少看手机，睡养眼，帮助很多人的眼睛恢复明亮，提高视力。

对于牙齿的养护，这里有两个偏方。

寒包火牙痛方：麻黄10克、薄荷10克、大黄15克、生甘草10克。

肾虚牙痛方：骨碎补30克、地骨皮15克、白芷10克。

第一个是吃煎炸烧烤，又喝冰冻饮料引起牙痛的治疗方。

第二个是熬夜或年老肾虚满嘴牙疼的治疗方，出自揭阳名医吴拱成老先生的凤阳牙痛三药。

这些都是价值千金的经验，几乎百用百灵，不敢私藏，希望有缘人看到，能够广为流布，减少世间人的痛苦。

不过药再好，也不如在根上断苦因。

诸苦皆源于贪欲，人只要不贪了，病苦自然会远离他！

37 家庭急救一定要分虚实

一位阿姨发热身体不舒服。

我问："阿姨，怕冷吗？"

阿姨说："有点。"

我又问："出汗吗？"

阿姨说："早上发热出了很多汗。"

"颈背僵痛吗？"

"有点。"

……

好了，从这些话当中，应该可以辨出是伤风感冒。

有些养生馆，会通过刮痧、艾灸，或者拍打来发汗。

如果是开方的话，也会开一些发表的药物。

但事实并非如此，阿姨的气力已经不足，嘴唇发白，讲话上气不接下气。

如果你还会把脉的话，可以发现她的脉沉无力，也就是说你把手搭在她的脉管上，几乎很难摸到脉，跳动得也很微弱。

我又问："阿姨，吃饭了没有？"

她说："早上吃了点东西。"

事后才知道，早上阿姨吃的是艾叶粄（糯米做的），还有一个鸡蛋。

可能对于普通的感冒者来说没什么，但是对于心脏不是很好的人来说，那就是天大的事了。

为什么？感冒发热期间，胃口本来就不好，再吃这些黏腻碍胃的食物，心脏肯定会发闷发堵，再加上发热耗用了不少能量，在余邪将尽未尽的时候，身体气血接续不上，就发生了阿姨刚开始表现的症状——整个人胸闷、气短、乏力、怕冷，几近昏厥。

我先让她喝了一点清粥，然后接着喝了2瓶生脉饮，再躺下休息。

此时阿姨的尺部脉很弱，便用艾条悬灸脐下关元穴。

然后一只手轻揉劳宫、少府两穴，另一只手从胸部膻中穴开始小圈旋摩至整个胸腹部，再顺着手臂捋下来，在内关处再旋摩片刻。

就这样循环往复，阿姨呼吸慢慢平顺下来，睡着了。

如果还伴随嘴唇发紫、胸部闷痛的，可以配合丹参滴丸或速效救心丸。

上面是虚证的处理方法。

而实证的处理就不一样，比如中风、脑出血，来势汹汹，脉洪大，这时就要用泻法，比如十宣放血、耳尖放血，甚至脚趾头放血，同时也可以加上点压人中、捏后脚跟腱等手法。

总之虚证如果用泻法，就会重加其虚；实证用补法，就会重加其实。

家庭的一些中医急救常识，首要的是分虚实，虚者补之，可用生脉饮，可用缓慢的手法；实者泻之，可用速效救心丸、丹参滴丸，或者十宣放血、大力点按穴位或捏筋等手法。

38 不管怎么吃，都要吃出饥饿感

怎么吃？吃什么？吃多少？一直都没有个标准去衡量。

其实可以从三餐前是否有饥饿感来去衡量。

现代人很少有饥饿感，基本都是为了吃饭而吃饭，好像是任务式，饭没饭香味，菜没清甜味，肉没嚼劲，总之想要有个好胃口，吃顿好饭都难。

一个富家女，得了厌食症，她说自己好几年不知饥饿是什么味道了，有没有办法让她喜欢上吃饭。

我说这厌食症不单是脾胃的问题，还有肝郁不条达，整个气都郁在里面，像个鼓气包一样，成了小家子气，哪有大家闺秀的样子。

于是带她去爬山，在山上大吼，在田间习劳，第一天就饿得不行了，整整7天下来，饭量越来越大，笑容越来越多。

最后这个人的气质大变天，不再挑剔、爱发脾气，变成一个活泼开朗、质朴大方的人。

我们在饮食上一直在做加法，却不懂得做减法，也不知道加减的关键在哪里。

其实就在有没有饥饿感上。

没有饥饿感，就少吃点、吃淡点、吃慢点，再配合适量运动，看看饭前饿不饿，还不饿，再少点、淡点、慢点，直到饿了为止，这就是标准。

有饥饿感，就说明我们需要吃饭；没有饥饿感，就说明我们吃多了，

吃的方式不对，吃的东西太油腻。

所以不用管怎么吃的问题，而是要把饥饿感吃出来。

39 吼一吼，一啸解千愁

山林长吼，最能疏肝解郁。

肝郁导致的身心疾患真的很多。通过喝酒买醉，或者疯狂购物，或者大吃大喝，或者看电视玩游戏，或者找人聊天，甚至吃镇静药，都不是最好的方法。

这里介绍一种方法，就是山林长吼。

我们只要爬上山，在高山上大吼长吼，把胸中的郁气一吼而散，可以管很久。

大自然的动物，大都是叫出来的。

以前我们生活在农村，通信基本靠吼，也就是说你在一个山头，我在另一个山头，大家交谈就是你吼几句，我吼几句，这样的生活，几乎没有郁闷不开心的，见面说话都是很大声的，胸中这股气一顺，做什么都是干劲十足的。

一位网友，他性格比较内向，说话声音很低，经常生闷气，又不敢发出来。

听说山林长吼可以解郁闷、壮胆气后，就开始天天爬山，只为了在山上大吼一下。

起初声音吼不出来，但时间一久，他的吼声越来越大，气越来越长，最后他不知不觉讲话大声了。他的一个朋友，很久没见，刚一见面打招呼，就发现他声音完全不一样了，洪亮自信有气场，像变了一个人一样。

从此，这位网友内向自卑的问题没有了，取而代之的是敢作敢为、敢想敢干，这都源于他每天的山林长吼之功。

当然，如果在城市不方便的话，也可以一周一次去爬山长吼，这种方法不但解郁，还可以宣肺散结，养浩然正气，是真正的一啸解千愁！

40 喊一喊，也可流通周身气血

喊字由口跟咸字组成。

咸入肾，肾主恐，恐则气下。

大声一喊，气由丹田腰肾上灌于胸，冲开喉轮，从口中喷发而出。

此时志气上昂，怯懦、恐惧、不安、抑郁皆随之这一喊而释放出来。

气由下而往上走，称之为意气风发，直抒胸臆。

士兵上战场，在冲锋之时，会吹响号角，大声呐喊，在枪林弹雨中，毫不畏惧地上场杀敌。

而一个在疾病恐惧中的人，一个在情志抑郁中的人，一个在思虑忧愁中的人，他最需要的是一声呐喊，把气由内而外、由下而上、由小而大地喊出来。

一声呐喊，山林长吼，声音直透重山，气息滚滚，让人一听起来就特别振奋积极。

所以要有强大的魄力，以及阳光的心态，不是靠想出来的，而是靠练靠喊出来。

音声雄亮，自然可以疏解郁闷，表达心中所想。

鲁迅先生说过"不在沉默中爆发，就在沉默中灭亡"。

这句话最能表达现代的抑郁症、恐惧症人群了。

人的能量需要流动，不能被抑郁涩滞，这样才能充满生机。

就像心脏不断跳动，气血不断周流一样，这是生命的基本状态。

钱财只有在流动中，才能生出更多的钱财。

人的能量只有在畅达时，才能变得越来越强大。

而最能流通能量，运转气血的，便是狮吼功，便是在高山上对着这片广阔的天地呐喊。

喊出你的精气神！

喊出你的仁智勇！

喊出你的喜乐心！

41 哭一哭，不要再压抑自己

有一个阿姨，她听到人家的孩子爱哭，便说，小孩子爱哭好，不要骂他，让他哭个痛快！

阿姨说她家两个孩子，自小就爱哭，她从不管，就当练肺活量，也很少生病，现在长大了，身体特别好，性格也直爽，能孝顺老人。

我当时一听，心里一震，这阿姨虽然不懂中医，却深谙医道啊！

哭，对于小孩子来说，本来就是一种抒发情绪的途径，无所谓好与不好，但当发则发，不可压抑，这股能量发完，自然会止。

我回忆自己的童年，曾经也是一个爱哭的娃，但是随着年长，便慢慢压抑了这种本能，因为男儿有泪不轻弹啊！

后来，更是不喜欢那些动不动就流泪哭的人。

再后来，经历不少家庭、生活中的苦痛，慢慢地发现，哭是人生最好的良药，是宣泄负面能量的最佳途径。

于是我便不控制这种本能的宣泄，看到感动的故事也会流泪，遇到伤心的事也会在被窝里暗暗哭泣。

那时的我终于体会到了哭是身体带给我们最好的礼物，当礼物降临时，你只需要全然地接受就可以了。

有个学员说："见到你我就忍不住流泪。"

我说："那就哭吧，把心中所有的不快、委屈、抱怨，都哭出来吧！"

又有一个佛山过来的朋友，她说着说着也哭了，我静静地聆听，感觉这种哭声是世界上最美的音乐。

她在外是女强人，但是内在却极度地疲累、无助、焦虑，她的哭声让我明白，任何一个人在这个世界上都很不容易，很需要得到关怀与安慰，同时也很需要来一场痛痛快快的哭泣。

哭，可以增加你的肺活量！

哭，可以排出你多年的怨毒！

哭，可以让你心情愉悦！

哭，可以让你知道自己的脆弱！

哭，不单是女人的权利，更是男人的自由！

一个汕头老板发信息来，说他儿子终于能够大声地哭出声音来了。

他当时看到孩子发脾气，自然就想去骂他，但却想起我对他说的"让孩子哭吧，不要去压抑他，你只需要静静地看着就可以了"。

于是他便忍着，不一会儿，小孩子居然哇地一声哭了出来，声音特别嘹亮，如新生的婴儿。

后来父子俩谈心，慢慢地化解了那股被压抑多年的能量。

这个小孩小时候哭、撒娇时，都会被他狠狠地打压，说："男儿有泪不轻弹，不可以像小女孩一样骄里娇气。"

于是当他发现，最后这个孩子居然不会大叫，不会哭闹，有情绪憋得脸通红都发不出来时，才知道自己错了。

大人的价值观怎能套在3岁孩童身上，这是怎样的一种愚蠢行为啊！

小孩子爱哭、爱撒娇、爱贪玩、爱捣蛋，这些都是他们的天性，只要不太过，就应该让他们自由地发挥出来。

而你的一声大吼，不单吼掉了一个孩子的天性，更吼掉了孩子的美好未来！

庆幸这次孩子终于能够哭出声音来了，也庆幸这个学员觉悟得快，让自己的孩子从痛苦的深渊中走了出来。

那么还有多少被压抑的孩子，多少已经成年却一直活在童年阴影中的人，又有多少被确诊为抑郁症、精神分裂症，更有多少绝望跳楼的人呢？

在压抑中消亡，在压抑中爆发，这种压抑产生的后果就是毁灭性的。

家长们，该醒醒了，孩子哭是他来到这个世界最基本的权利，一定不要打压，让他们哭个痛快吧！

还有在社会重压中的我们，也不要再压抑自己了，想哭就哭出来，压抑的结果只会更差，哭却能够让我们获得新生！

当某日，我们收拾行囊，踏上人生新的征途时，请记住，要做一个真实的自己，想哭就哭，想笑就笑，让一切都随风而去！

42 痛点按摩，揉散痛苦，不再憋屈

天下起了雨，台风天让空气变得格外的凉爽。

人的身心就像一个容器，你把它定格在小我上，那么这个容器就会潜藏很多心灵的垃圾。

由于身心的一体性，于是导致了这股能量会存放在相应的身体上。

人体的压力区在背部，情绪区在胸部，防御区在腹部，动力区在腰部，忧虑区在膝部，冰寒区在臀部。

胸部的痛点很多，说明被动承受太多，情绪上有很多瘀滞点。

一女士，心好面善，但身心上却有很多瘀滞点，点按胸部任脉之时，反应很强烈。

我只是静静地点按，最后她开始流泪、抽泣，最后情绪像决堤的水库一样，倾泻而出。

我于是边做边用语言引导：

痛苦，苦痛，胸部的痛，本来不属于自己的身体，它像钉子一样钉在身体上，我们通过点，把它拔除，而心上也同样在拔除那些痛苦的回忆，放下那些让自己痛苦的经历，放下那些已经过去的人事物。

你心胸的痛点，其实就是你心灵的埋怨、憋屈、不服的表现，把它点按释放出来，就是让你彻底地放下那段不堪回首的经历，放下这些不良的情绪。

一个人只是在承受、在付出，但却没有足够的智慧去转化不良的情绪，那么她就会活在痛苦之中。

要活就要活得真实自在，你把好的一面表现给世人，把不好的一面留给自己，你心中常充满怨恨、委屈、疲累，但还要强颜欢笑，还要装得很开心，那么你的身心必然会隐藏很多的痛点，而这些瘀滞点，便是你埋下情绪爆发与疾病爆发的火药。

胸部痛点的点按，就像是扫雷、拆弹一样，一个一个地扫，一个一个地点按，揉散掉那附着在胸部任脉的痛点，拆掉埋怨憋屈的导火线，去接受生活的一切。

就像土地接受风雨的洗礼，树木接受鸟儿的跳跃，也同样接受它们拉下的大便。

没有好与不好，也没有要与不要，就是接受而已，你来我不拒绝，你走我不黏着。

心就像虚空一样，别人的语言行为进来，你只是知道而已，你不会因为外界的是非恩怨而动心，也不会因为排斥讨厌而在心理留下阴影垃圾。你抓着这些情绪不放，就像你抓着大便不放一样，这样有何意义？

你身体就是一个储存器，你的心装了什么，你的身体就会装什么，你的外在世界就会以同样的方式表现出来给你看。

你越是不接受，越是排斥，这些人事物越是在你眼前晃荡。

你换人、换地方、换环境，都没有用，因为你的心没有改变。

你逃避也逃避不了，抗争只会越来越受伤，你绝望那么你永远没有走出来的希望。

唯有在心上接受，在心上放下这些执着，在心上突破它、拥抱它，就像大海拥抱每一滴水，虚空包容一切一样。

你不爱自己，谈何爱别人。

你不关注自己，谈何关注别人。

你连自己都搞不定，谈何去操别人的心。

你自己都不完美，谈何去怨恨他人。

你自己的精气神都不够，谈何去管他人闲事。

自利才能利他，自渡才能渡人，只有让身心世界亮了起来，才能照亮这个世界……

让心慢慢地放空，把心放在脚上，放在脚背上，放在膝关节上，放在大腿上，放在臀部上，放在腹部上，放在心胸上，放在喉咙上，放在头上，感受自己的心像莲花一样绽放，出淤泥而不染，最后睁开眼睛。

我看她眼角还噙着泪水，但脸色却白里透红，散发出一股平静安详喜悦的神情。

按摩加上心灵上的导引，可以让我们和自己的身心对话，从而放下那份执着与情绪，重新面对一个更真实的自己。

43 动者，静心之基础

很多人求静，想让心灵找到一片栖息地，他们通过打坐、站桩或专注去做一件事情，但就是定不住、静不下来，方法换来换去，没有恒心，为什么呢？

主要是身体不好，地基不牢。

平时没有好好吃饭，好好睡觉，好好锻炼身体，这三个地基都没打好，身体里面的气血不足，运行失序，身体内环境都不安紊乱了，住在身体里面的心又怎么能安定下来呢？

所以基石不稳，却妄图找各种方法来求安静，只是在玩跷跷板的游戏而已，根本没法稳定住。

要有个好状态，事业生活平安安定，最重要的是护好底盘，修好身体。

一位静坐爱好者，他平时喜欢研究静坐。

他说："我静坐的时候心很舒服，但也只能保持片刻的安宁，没多久头脑里面就开运动会了，身体也坐不住，想要扭来扭去，我尝试了很多静坐的方法，最后都没法解决这个问题。现在到了晚上我还睡不着，越静坐头脑越兴奋，人也觉得很累。"

我说："行也禅，坐也禅，语默动静体安然，你片面地认为静坐才是修行，而平时的吃饭、睡觉、干活就不如静坐，这是心外求法，了不可得。"

他问："那除了静坐，还有比这更好的静心方法吗？"

我说："静坐的前行功夫是什么？是动，《清静经》里面讲'动者静之基'，你连动都不想动，就想求静定功夫，那不是痴心妄想吗？你这个睡眠的问题，也是动静阴阳不平衡导致的。"

于是我叫他白天多赤脚锻炼，晚上睡前静坐一小时就够了。

他依言而行，果然白天的锻炼劳其筋骨，到了晚上静坐就很快进入状态，非常的舒服轻安，下坐后搓搓脚心，让心肾交泰水火既济，等犯困后就躺下休息，自然一觉到天亮，身体休息好了，心情自然愉快安宁。

身安而后道隆，要静心合道，身体就要安，就要多去运动平衡气血阴阳，屋子干净通透了，住进里面的主人就很安定自在。

44 亲近山林，便是神仙生活

世人都想过神仙般的生活，无忧无虑，逍遥自在，但却不知，所谓仙，拆解开来便是人和山，人入山而为仙，能亲近自然山林，就是神仙生活，就能带来似仙的生命状态。

一位女子，因丈夫出轨，愤恨不甘、绝望悲伤，没过几年，肺部就长了结节。

诸气膹郁，皆属于肺。肺部结节，多由肺郁所致。

我告诉她，人要爱己，方能爱人。你爱得死去活来，最后的结果是把自己给毁了。

我建议她多去爬山，在山中将一切不平之气吼出来。

于是她便经常去爬山，大吼。

刚开始她不断地排痰咳嗽，很矮的山也爬得气喘吁吁，到最后咳痰消失，能够一口气爬上山，中气十足地大吼，说话有力气，脸色变红润，也有了笑容，终于逐渐明白一个人真正的倚靠是自己，爱自己才是幸福的根本。

她跟家里人和谐相处，还引导家人一起去爬山，清淡饮食，早睡早起，不自觉就收获了满满的幸福和快乐。

人在小家里，气总被郁住，而一到大山中，投入大自然的怀抱，才知道个人思想的纠结也不过如微微尘埃一般毫不起眼。

所以我们隐居山林清修，开展山林班，很多在大城市被病苦折磨的人们，一来到山林班，通过日出而作、日落而息的规律生活，通过每日行禅，田间劳作，个个都似神仙般乐得其所，清静自在，许多病苦不自觉都一一消失。

这种大自然的力量，真是妙不可喻！

45 养生也要合天时，不然就成了养病

运动锻炼，讲究时机。

早上阳气初升之时，就开始锻炼，可以事半功倍，收获一整天的好精神。

到了晚上太阳落山，阳气收敛之时，你再去锻炼，刺激身体，扰动阳气，只能事倍功半，损伤了阳气，还容易落下筋骨风湿问题。

有一个妇女，晚上经常去锻炼跳广场舞，然后就是熬夜打麻将，白天

睡到吃午饭的时候才醒过来。

她自以为这样的日子过得逍遥洒脱，晚上还有运动，很是健康。

可是五六年以后，她患上了风湿病，脚跟痛治好了，就换脚踝，脚踝治好了，就换膝盖，最后手、脚、头轮番痛，起起伏伏，被折腾得没个好日子过。

我告诉她，晚上锻炼，是在逆天而行，看似活动了气血，但是经穴汗孔大开，虚邪贼风长驱直入。前几年正气尚足，但是随着年龄增长，邪气增多到一定程度就会风湿游走性发作。

"你看看你的腿部，青筋都露了出来，还有静脉曲张，长久下去，要正常走路都艰难。"

于是建议她早睡早起，改成早上太阳出来后去走路晒太阳，等地板晒暖后就赤脚走路。平时哪里痛拍哪里，再去找些艾叶、花椒、桂枝、羌活等温通经脉的中药煮水泡脚，身体疼痛慢慢就减轻消失了。

不合时宜的饮食起居锻炼，都会给身体正常的气机运转带来阻塞。

所以我们调养身体一定要根据四时阴阳变化做出相应的改变，不能自以为运动够了、营养足了、睡饱了就是健康。

46 什么才是规律健康的生活

经常犯困，手脚酸软无力，这种疲劳综合征对于现代而言，主要是耗神太过所致。

有事没事，就刷手机看短视频，不知不觉，一看就是几个小时，有时候不过瘾，再熬夜躺着刷，最后直到手机耗完电，自己眼皮都睁不开，再睡觉。

这样白天怎么会有劲？很多人的懒惰拖延症也是这样养成的。

这样的人应该放下手机，早睡早起，多接触大自然，平时多闭目养神，几天后就有精神头了。

如果一味靠吃补靠外求刺激，是得不偿失的。所谓得神则昌，失神则亡。真良言也！

一生意人，在疫情过后，没什么事情可做，就开始手机不离手，常常刷短视频看新闻到深夜。

白天老是犯困，浑浑噩噩，以为身体虚，就吃些补品，一补就上火喉咙痛。

我告诉他："这是身体透支的问题，不是补不补的问题。你晚上就不要再玩手机了，再玩下去，就不是犯困的问题了，而是各种'三高'、腰腿疼痛、头晕目眩的问题。"

我建议他晚上把手机主动交给家里人保管，早睡坚决不碰手机，早上起床后去爬山锻炼，迎着朝阳，呼吸新鲜空气。

平时再泡点黄芪红枣茶喝喝，可以补气醒神，让一天都能清醒，切记白天不可睡觉，如果要睡也只是午睡半小时就可以了。

他回去依言而行，不到一个星期，精气神就起来了，面貌焕然一新，不复疲软堕怠形象。

生活需要规律有序，一旦打乱，身心就会不协调，气机就会紊乱，人就容易疲劳生病。

所以建立并巩固正常饮食生活作息是多么的重要，为了自己，也为了家人，我们应该努力去维持这种良好的生活作风，这也是家道兴旺的基石啊！

47 如何获得人生的喜乐

一个人付出很多，但心却很累，生不出喜乐感，这样久了，气血精神一定会衰弱下去，萎靡不振。

喜乐的心是疗伤圣药，忧伤的灵令骨枯槁。

一个男子，经常叹气，感觉自己很虚弱，怕得什么大病，做什么事情都提不起兴趣。

他说："以前穷的时候还好，赚一点钱，家里人都很开心，现在我付出再多，也很难令家人快乐，我这么努力究竟是为了什么？"

我对他说："以前穷的时候，赚的钱可以解燃眉之急，它的意义价值很大，所以即使是几十上百块钱，大家都很快乐欣慰，你自己也很有成就感。

但是现在你实现财务自由了，你的价值就不再是给家里多少钱了，而是让你赚的钱流向更有价值的地方去，比如帮助没钱的孩子上学，帮助孤寡老人……"

后来他便开始帮助一些贫困学子，每个月都会去看望孤寡老人，给他们送些米面生活用品，过年过节发发红包。

他的家人孩子刚开始不理解，但是看到这些孩子、孤寡老人生活的艰辛以后，慢慢地开始节约粮食，省吃俭用，尽量把多余的物品、金钱用来帮助更多的人。

渐渐他和家人都明白努力赚钱学习的价值所在，那就是帮助更多有需要的人。

他现在很快乐，精神身体都很好，更可喜的事还有他的孩子在学校品学兼优，很有爱心，这是他以前怎么教育都没办法达到的效果。

如何获得人生的喜乐感？

去做对自己对他人有价值的事，即自利利他。

每天力所能及地去做，哪怕一点点小事，给人以微笑，拾起一片纸屑垃圾，布施几块钱，都可以在助人行善中得到快乐与内心的平和安详。

48 精神内耗，换个角度就是内补

我们看电视会根据自己的喜好选台调频道，手机网络也会根据你的喜好推送感兴趣的内容。

所以，我们内在是什么样子的，外面就会不断地呈现相关的情境给你。

一个经常焦虑、担忧、操心的人，他的身边就会围绕同样气场的人过来，他生活中也会经常发生令他担忧不安的事情，他越排斥就越难摆脱。

这种精神内耗对我们身心的伤害非常大，会让我们出现不安、胸闷、没胃口、乏力、拉肚子、睡不着觉、记忆力下降等身心健康的问题。

所以，我们要练习正向思考。

凡事都往好的一面想，一碰到负面的情绪想法，就立马调转船头，想

自己一定会越来越好，身边的人都很好，多发祝福语、吉祥语、思善、语善、行善，也就是说我们的身口意，都是充满正能量的。

同时也要远离那些常向我们倒苦水的朋友，除非你有能力化解，并影响他们。

久而久之，你身边的朋友也会变得越来越好，事业、健康、家庭也会蒸蒸日上。

一个家庭主妇，爱操心焦虑，不单自己一大堆毛病，家庭关系也很紧张，只要有一点风吹草动，就坐立难安，饭食不下，难于入睡，一紧张就拉肚子。

我建议她莫向外求，要多关注自己，关注好的一面，只要老天给饭吃，自己两个鼻孔有气出，家人平安，就天天都是好日子。

她按照我提供的方法，经常去爬山，在山上大吼，平时多关注健康，关注家人好的一面，正向引导自己的思维语言，言必好语，行必有益。

比如家人说孩子不好好学习，她就会说他很努力的，只是没有找到好的方法。看到家里收入不如别人，她就会自我开解钱够用就好了，关键是要家庭和谐，身心健康。

就这样去转境，她变得越来越乐观，身体、生活也变得越来越好。

生活的好坏与否，不在生活本身，而在于我们的眼光聚焦在哪一点上。所谓精神内耗，转变一个角度思考，就能变成内补！

49 学会倾听身体自然的反应

身体比我们想象的更爱自己，我们只是想要，而身体更多的是不需要。

胃吃伤了，身体就不想多吃，这是胃的自保。

房劳过度，伤了肾气，就容易阳痿不举，这是肾在自保。

工作过度，会有好几天什么事都不想干，只想好好躺着，这是身体在自保。

身体比我们更有智慧，只是我们自作聪明而已。

在健康的道路上，我们要多听身体自然的反应，饿了就吃，渴了就喝水，困了就睡觉，不开心了就去爬爬山吼一下，脚臭了就打打赤脚，眼睛酸痛了就闭目养神，怎么舒服怎么来，身心和谐了，就能好好地为我们工作，创造价值。

如果身体过用了，心情被压抑了，那么我们就得为我们的任意妄为埋单，成为一个病痛缠身、心情糟糕的病人。

一位职场精英，在一次产品策划案中，他奋战了七天七夜，最终脱颖而出，他的策划方案被采纳，产品推出后也得到了巨大的成功。

但是他身体却垮了，大病一场后，身体虚弱，要靠吃安眠药才能睡觉。

我跟他说："你这是竭泽而渔，现在精气神被耗空了，可能一辈子都难以复原。"

他说："只要把命保住就行了，我算是彻底看透了，什么功名利禄，什么爱恨情仇，最后在身体健康面前都不值一提。"

他听从我的建议，放下手中的工作，把大城市的楼房租了出去，在乡村租了一个农舍，耕几亩薄田，日出而作，日入而息，粗茶淡饭，青菜豆腐，漫步乡野蒿草间……

渐渐身体有了力气，饭食有味，睡眠得安，从职场精英脱胎成隐士村夫，过上了逍遥自在、健康喜乐的生活。

磨刀不误砍柴工，再忙也要挤出时间来保养身体。

譬如静下心来打打坐，按按摩，也就几分钟的时间，但是却可以收获心灵的平静，身体的通畅。

周六日休息，尽量少待在家里，多出去爬山，可以出出汗，呼吸新鲜空气，疏肝解郁，一个星期的疲劳压力就被释放了。

这些都是在磨刀，身体越健康，工作学习就越有效率，何乐而不为！

50 回归自然，跟着太阳走

在养生上，我们要回归自然，要跟着太阳走，太阳出来就起床锻炼、工作，太阳下山就静默休息，让身心停歇下来，这是起居有常的关键所在。

世间万物，随日出日落、四时轮转而有其稳固的作息时间。

人也一样，如果白天睡觉，晚上熬夜，时间一久，阴阳俱损，气血皆伤，百病丛生。

所以我们要明白，健康就是要有一个稳态的生活，什么时候起床，什么时候睡觉，什么时候吃饭，什么时候锻炼，都要尽量固定下来，像定课一样，每天如是，这样气血经脉就能够有序循环周流起来，这也是健康的压舱石。

现代人追求多变、新鲜、刺激的生活，其实是跟养生背道而驰的，当数千年的天人合一、日出而作、日落而息的生活方式被打破后，也就意味着健康危机时代到来了。

要让我们的身体恢复健康，就要回归天人合一的起居有常生活，这是基本常识，毋庸置疑。

一位年轻的企业老板，很有冲劲，因为生意往来，喝酒应酬很多，早早就得了"三高"，白天睡到中午，晚上熬夜到凌晨三四点。

他很担心生病，每年都要去医院体检几次，身体又越来越差，不知如何是好。

我说："你这不是病，而是生活作息出现了问题，白天工作晚上睡觉是为常，反过来说，你白天睡觉晚上应酬那就是失常，是逆天道自然规律而行，生物钟被打乱了，身体无所适从，气血紊乱冲撞，自然身体越来越差。"

我告诉他，生活起居跟着太阳走准没错，早上五六点起床，太阳初升，可以去爬山，苏醒阳气，身体阳气一起来，精神状态就好，工作就有热情，待人有如春风。

下午可以赤脚在路上漫步，这时太阳落山，地也暖暖的，走着舒服，心情愉悦，身体阳气也随着慢慢收敛下来，这就是"朝气锐，暮气归"的道理。

到了晚上不要到处应酬，反而要早睡，睡前把身体的阳气再收藏收藏，可以泡脚按脚，静坐省思，享受一日中最安静祥和的时光，再美美睡一觉，比什么都强。

他回去后便按照这种模式生活了一段时间，身体好了很多，也不再担心会生重病，通过检查才安心了。

几年后再见面，他整个人壮实了很多，"三高"也没有了，他依然坚持"跟着太阳走"的生活作息，家人朋友也跟着做，几乎很少生病。

所谓养生，就是养一种合天时的生活方式，跟着天地自然的作息变化走，养生机勃勃的生命状态。

51 如此，"三高"没了，药片丢了

刘女士，一个虔诚的念佛居士。

她在下山时谈到，广西有一座大山，毗邻越南，风景秀丽，气候宜人。

当时大师父（出家人的敬称）刚到那里时，没有水电，路也不通。最后大师父带领大家找到水源，铺设水管，把水引到庙里来，再通上电，最后通过政府与民众的支持，也铺上了水泥路。

而当时中山这边也去了几个居士，因为都退休了，所以能够一直跟着修建庙宇，开路耕种。

他们刚开始都带着一大堆降"三高"的西药，还有各种保健药品，在大山里干活，日出而作，日落而息，而且虔诚修善静心，规律清淡饮食，最后不吃这些药了，身体却日益强壮，"三高"指标都恢复正常，一点病痛都没有。

我听到刘女士的分享，心中十分赞叹和欢喜，这才是真正的大养生家啊！

疾病从吃上得来的，那我们就从清淡饮食七分饱上去解决。

疾病从懒上得来的，那我们就从坚持徒步多爬山上去解决。

疾病从哪里来就从哪里去，只要我们知道病从哪儿得来的，我们就从哪儿入手去对治。

如果你不正视疾病的来龙去脉，那么你永远只是盯着影子在奔波劳碌，徒劳无功。

所以找到疾病的源头、养生的误区，然后在饮食、生活起居、心态上调整，就等于拔除了疾病影子的竹竿，对根治疗。

52 给生命带去一束健康之光

光照进黑暗中，哪怕是一束光，也透亮无比。

每天坚持做一件对身心有益的事，也能让你元气满满。

譬如，早上慢跑一个小时，天天如是，那么就是在跑近健康，远离疾病，这就是那一束能带来健康快乐的光。

一位阿叔，他平常喜欢熬夜喝酒，有高血压，一次晕倒差点中风，我跟他说："这次算你幸运，但如果再这样挥霍身体，下次可能就没有这么好运了，不想躺在床上像废人一样被人照顾，遭人嫌弃，那就要悬崖勒马，戒酒早睡。"

他说："我平时晚上习惯晚睡喝酒，我也想早睡，但就是睡不着。"

我说："你只要坚持每天早起去赤脚走路就可以了。"

他回去后，便开始坚持早起赤脚走路，走着走着血压就降了，走着走着到了晚上八九点就开始犯困上床睡觉了，也不想喝酒，身体越来越壮，精神也越来越好。

每天早上大家都能看到他赤脚走路的身影，也能感受到他走路时的愉悦心情，因为他的这一坚持，让他获得对健康的自信，对早起锻炼的强大动力，这就是照进他健康生活的那一束光。

如果早睡是果的话，那么早起锻炼就是因。就像人要想吃饭吃得香，那么就要多干体力活，不积极劳动锻炼的人是不可能有好胃口的。

我们一辈子坚持做一件对的事情，那么我们的人生一定会变得越来越好。

53 背后八卦，身体的藏宝图

人体背部就像一个潘多拉盒子一样，你每次打开来，都会呈现不同的东西给你。

古人用推背图来预测千年以后的事情，虽然很玄妙，但是通过我做背部推拿后，发现确实可以发现一些疾病的蛛丝马迹、来龙去脉，因此而做出一些溯源与推测是完全可行的。

推背能知过去将来，一点也不为过也。

有时你看到病人虽然很富贵，但是在推背时发现筋硬，肩部宽厚，背部肌肉隆起，骨架分明，你就同他说："你也是农村出来的吧，真是功在少年，这苦没白吃啊！"

哈哈，对方听后，就会惊讶问你是怎么知道的。

有时你看到男病人的背部平滑，非常白嫩，你就同他说："先生，生在富贵人家，是个有福之人啊！"

对方听后，也一样会惊叹连连。

有时你看到对方脖子粗大，且背部毛孔变大泛油，你就可以同他说："哎，老板，不是我说你，你要还是继续应酬喝酒下去，你这肝就完了，现在是不是有脂肪肝或者血脂高啊？"

他立马会震惊地说："天神啊，被你说中，我回去就减少应酬。"

有时你在推背时，病人心脏背对应点有刺痛感，且心痛彻背，你就跟他说："老兄啊，这身体不是这样使用的，你干嘛老是这样折腾你的心脏呢，寒凉冰冻，加班熬夜，房车赚钱，应酬房劳，这些你要是再干下去，就不知哪天会出事啊！"

他听后马上就要翻身请教。

你就同他说："这车你要是超载了，而且又是在爬坡，这发动机就会坏掉，欲不可纵，人生要用减法啊！"

在推背时，你会听到病人说这里痛，那里痛，这是身体在告诉我们这个部位有瘀结堵住了，要去疏通了。

有时你会发现背部一个高一个低，你就可以在高的地方多推按，然后用力慢慢渗进去，嗒！嗒！嗒！你可以明显听到关节复位的声音。

有时推着推着，就会出痧，你就集中火力猛攻，经常是痧出人安。

身体比我们有智慧，不管你信与不信。

我在做调理推拿时，不会加入太多个人主观的东西，只是虚心地听取病人身体给我的指令，然后因势利导，任运自然，把它调整到正常的状态，其余的交给身体自己去处理，这就是我的任务所在。

咳嗽吐痰，我就顺势推敲背部，助背部一把力，使痰咳出来，脓痰去，则咳嗽止，胸痛除。

糖尿病，脸色泛红，我依然用推背，再配以黄金线（小腿内侧）的点按，并且发现在脾的背反应点有隆起的硬肉，在黄金线中段有硬结，一处不痛，一处痛，由不痛按到痛，由痛按到不痛，最后脸红退去，血糖慢慢趋于正常。

常年胃痛，在胃部背反应点，长寿筋（小腿外侧）那里非常疼痛，我轻轻捋按，不久胃气下顺，疼痛大大减轻。

头痛伴随恶心，我在肩井、腹部揉按，十几分钟后，头痛消，打嗝放屁、恶心反胃之感顿除。

经常鼻炎打喷嚏发热的，我在他背部推按，然后背部滚烫，汗随热出，寒去则身凉。

你苦思冥想的处理方法，在身体这个导航系统里已经了了分明了，你只需要读懂这个导航系统就可以了。

对身体多一分了解，你就会少一分担忧恐惧。

跟身体多一分互动，你就会少一分病苦烦恼。

而探索内在身体宝藏的藏宝图就在背部后八卦，大家常去推演领悟，自然可以得到无穷的智慧宝藏！

54 《黄帝内经》精神内守的养生启示

昨天路遇一个做生意的老乡，他向我诉苦说："我脚痹痛，心胸闷，眼睛花，血糖高，血压高，还有好多病，看来我真是老了。"

我问："你多少岁了？"

他叹气说："过完年60了。"

我笑笑说："60岁，正当年啊，人生才刚过半，怎么能言老呢？"

他说："不老，怎么会这么多病。"

我说："很多人四五十岁，也一样病痛缠身，跟年龄有什么关系。"

他想想说："也对，很多同乡还没我大，就老往医院跑，有几个都入土了。"

我说："其实很简单，我来说说大多现代人的通病。①手机不离；②金钱至上；③是非计较；④无肉不欢；⑤四体不勤；⑥不爱身命。"

他听了点点头。

我继续说："过几天冬至了，您知道冬至的意义吗？"

他说："冬至吃汤圆，一家团聚，图个吉利。"

我说："冬至是闭关收藏的时候，人到了50岁以后就要懂得减少欲望，收藏精神了，人精神不够，体弱多病，或者老了，最好的养生就是守住精气神，把它藏起来，节省着用，这叫天道贵啬，人只知对别人啬，省着花钱，却不知道比钱更重要的是命，不知道顾惜身命，不知道生

241

命健康最重要的是精气神，而精气神中最重要的是神，所以谁要是懂得守神之道，谁就是大养生家！"

他问："如何守神？"

我说："守神之道，在于用神。神用在简单的工作锻炼，就能够身心事业兴旺，而用在手机娱乐，那么神就会被无谓耗散掉，就像投资亏本没有任何回报一样，你是做生意的，应该知道钱是要用到点子上的，要钱生钱，利滚利，这样才能把生意做大，不然就会亏钱破产。"

他点点头说："我每天都在思考怎么多赚点钱，现在钱是赚得多了，但精神大不如以前，老犯困，有时还头晕，很怕摔倒中风。"

我说："你这是以身发财，说白了就是拿身体去拼事业，身体迟早会垮掉，我们活着不是为了赚钱的，而是安好身心家国的。钱财是服务身心、服务大众的，不应是以赚钱为目的、活到钱眼里去的。"

他若有所悟。我继续说："要把精神守住，就要把神用在内壮己身，用在服务大众上，而不是满足一己私欲，沉迷到财色欲望上。"

平时把看手机娱乐的时间用来看书，让心静下来，特别是中医类书籍，像《黄帝内经》《伤寒论》等经典，或者养生类的书，如《老老恒言》《遵生八笺》等，这样可以了解中医，增长养生常识，观念正了，行为自然就合乎法度。

把金钱至上放下来，把生命道德放到第一位，这样厚德才能载物，活着才有命花钱。

不要道说是非，谁对谁错，光明与黑暗，都是自然之道，况且自己也不是完人，同样是凡夫俗子，自己修身改正都来不及，哪有时间和资格去说别人。所有的养生修身，最终都是落实在自己身上，然后才能正己化人，利益大众。

肉食并非要天天吃，顿顿吃，肥甘厚腻如果没有完全消化、转化，最终都会变成身体的负担，倒不如清淡饮食来得轻松愉快，一劳永逸。

好吃又懒做，定会加重肠胃负担，另外也不利于气血周流，导致身心滞塞，五脏壅堵，中焦运转不起来，就会变生各种各样的问题，特别是"三高"、消化系统疾病。

脾主四肢，要让脾胃转动起来，四肢就要动起来，这叫四体勤劳，眠食两安。多动手脚，少动心脑，是对治现代病的一个重要方法。

人要爱惜生命，身体没有了，还谈什么功名利禄，养家事业，孝顺父母，什么都是空谈。所以要把钱财名利这些身外之物外求之心放下，牢牢把握内求内壮的方向，这样才能做到"穷则独善其身，达则兼济天下"。

最后我跟他讲了一个《黄帝内经》中"精神内守"领悟的一个养生小招法。

精神内守，病安从来！

独立守神，肌肉若一！

现代人不自觉都会拿起手机刷屏，这是一个集体精神失守的年代，人们的精气神被过度开发消耗，就像手机一样，安装了太多软件，就算是晚上后台还在运行，人不比手机，手机可以一个个换，用完了就充电，但是人的精气神耗完了，那就是死亡！

故而从《黄帝内经》中，我们挑出这两句话来对治现代通病。

落在实处的训练就是闭眼按摩。

于平日休闲或者玩手机的时间、闲聊失神的时间，闭目坐定，点按周身，精神内守，全神贯注，只是用手点按，并且用心体会身体的酸、麻、胀、痛的各种感受，以及手点按的触感，这时头脑的惯性妄想会暂时止息，取而代之的是觉受，也就是观照体证的实修处。

平时我们的神都是用在外面，这叫神不守舍，是一种失守的状态，在这种状态中，精气神消耗特别大，身体因为没有神的入住，更容易失衡，没有神的主宰，和谐的秩序就会被打乱，生病是迟早的事。而神一旦守身体了，就会形成守望相助，相得益彰，这便是内壮身心的核心要义，有心人在此要多留神了！

闭目按摩，又叫守神按摩，可以直下承当，顿超诸病，一点一按，一照一察，一觉一受，忘我注内，身心交融，物我两忘，此中快乐，又有多少人有缘得遇的呢？

内壮之道，不外乎用头部的阳性能量激活腹部的阴性能量，让阴阳能量交融周遍全身，能量因流动而壮大，因交融而和谐。

有缘看到这篇文章的人，可以试一下，有时间的话可以从头部开始往下周身点按，时间不够的，可以从四肢、手指脚趾敏感处点按，几分钟后，就能感受到身心的放松和愉悦。

此方法有养神、安心、壮体、疏通经络、调和气血等不可胜数的作用，可谓是养生防病、益寿延年的好招法。

55 中医文化的博大精深

中国文化中，有一个非常特质的优点，那便是危机意识。

积谷防饥，养儿防老，未雨绸缪，防患于未然，未病先防，见微知著，见病知源。

记得小时候，长辈们教导我们要有忧患意识，小小不读书，大了没文化；小小不读书，大了食泥土；小小不读书，大了去牵牛。

还有细细（小，客家话细）偷针，大了偷金；小草好拔，大草难除；学好三年，学坏三朝……

后来接触了中医文化，知道了众生畏果、菩萨畏因的因果定律，知道了在"因"上下功夫的行为思想。

中医的病因学说，更是旗帜鲜明地告诉世人，起心动念，行住坐卧，饮食起居，每一个行为思想，都是身体健康与否的因素。

《黄帝内经》记载，"生病起于过用""风为百病之长""正气存内，邪不可干""邪之所凑，其气必虚"……

可以这么说，《黄帝内经》通篇都是在告诉我们疾病发生的根本原因是什么，我们要怎样达到健康、精气神充满的真人状态。

这便是"因"上下功夫的学问，而这个学问的关键字便是"防"。

如果我们在治的层面上下功夫，这是果上用功。

所谓因地不真，果招迂曲。如果大家不在疾病来临前下手，而是等到它已经长成再对付，就像一个人等到渴了再去挖井，火烧山林时再去扑灭一样费力不讨好。

老祖宗的智慧告诉我们，如是因，如是果。只有掐断病因，才能扭转病果。

这条定律对于未发的养生适用，对于已发的疾病同样适用。

农村老人家都知道，见到小孩子嘴巴发臭，没有胃口，就知道快要发热感冒了，那就赶紧清淡饮食，多喝水，再辅助吃些当地草药，或者冲剂，就可以避免烦人的感冒发生了。

而他们自己如果感冒发热了，那大都与饮食积滞有关，只需要熬些青草药，再喝几天白粥拌咸菜，清清肠胃就可以了。

中医对人体的调控分为三个阶段。

第一，内壮阶段。

第二，养生阶段。

第三，治病阶段。

内壮阶段，即无极生太极，道生一的状态。这是根本，即所谓"呼吸精气，独立守神，肌肉若一"（太极、站桩），"恬淡虚无，真气从之；精神内守，病安从来"（静心静坐）。

这是内壮导引术的两大根本，也是整部《黄帝内经》的眼目秘髓，同时也是儒释道中最核心的修身功夫，这是在源头上植树造林。

第二阶段养生阶段，即太极生两仪，道生二的状态。这是预防防护阶段，把疾病从萌芽阶段拔除。

我们通过饮食有节，起居有常，不妄作劳，调和情志，适量运动，来达到健康的状态。

这相当于中游建造堤坝，开闸泄洪，储水灌溉。

第三阶段治病阶段，即两仪生四象，四象生八卦，八卦生万法，道生三，三生万物的状态。这是在下游排水泄洪，清理淤泥，见沙治沙，见水治水的过程。

今天要介绍一种可以同时贯穿三个阶段，从内壮到养生到治病，皆有良效，且集壮补阳气、疏通气血、排除寒湿等功用于一体的方法——艾灸。

灸，大致分为三种。

一为天灸，即晒太阳。农村的娃子皮肤晒得黝黑黝黑的，如铜皮铁骨，极具乡勇彪悍之气，不怕风吹雨淋，日晒虫咬，就像军队特训出来的士兵一样，阳刚威猛，生命力顽强。

二为地灸，即赤脚在暖热的土地上奔走徒步。非洲草原、热带雨林的原住民，没有穿过鞋，却能健步如飞，穿梭于草原森林之间，与猛兽共舞，就像田径比赛里最猛最耀眼的永远是黑人，此地灸之功也。

三为人灸，即今天的主角艾灸，这是运用最广泛、最受大众欢迎的方法。

艾集天地阴阳交合之气，尤善补阳气，能够调治上百种疾病。

《本草纲目》云："艾服之则走三阴，而逐一切寒湿，转肃杀之气为融和。灸之则透诸经，而治百种病邪，起沉疴之人为康泰，其功亦大矣。"

艾灸有逐走寒湿，通透经络，温补阳气，调和阴阳，增强生命力、抵抗力、免疫力的功效。

百病多生于寒、湿、风、气、郁、痰、火、虚诸因。

痛者不通不荣也。

故灸之则热气至，热气至则痛止。

血遇热则行，经遇热则通。

寒遇热则温，湿遇热则散。

风遇热则出，火遇热则解。

痰遇热则化，虚遇热则壮。

气遇热则疏，郁遇热则开。

热是一股能量，而艾灸的热能，乃醇正敦厚的天地正气所化，最能入人体经络脏腑，温补气血，让人重振精神，恢复正气，祛邪达表。

艾灸有很多方法，这里着重介绍任之堂余老师的太极周天灸。其核心思想是灸骶骨。

周天灸操作过程中，需要施术者与病人安神定志，意守被艾灸的部位。

病人保持深呼吸的状态，尽量将呼吸变得均匀绵长。

深吸气的时候，感觉气慢慢上升到头顶；深呼气时，感觉气慢慢下降到脚后跟。

这是道家的呼吸方法，也叫踵息。

太极周天灸基础操作所用穴位如下。

（1）中脘穴：是胃经募穴，八脉交会穴之腑会，在剑突与肚脐连线的中点。任脉上部经脉的下行经气是在本穴先聚集后下行，对胸腹体表气血有抓总提纲的作用，可用治一切腑病——胃、胆、胰腺、大小肠，尤以胃的疾患为先，有疏利中焦气机、补中气、疏理中气之效。

（2）关元穴：属任脉，位于肚脐下3寸处，是保健要穴，有强壮作用，还有培肾固本、补益元气、回阳固脱之功效。

（3）八髎穴：位于骶部，骶骨储存着先天之精，是性能量储存的仓库。灸骶骨，上可以循督脉升清、升阳气，下可以接任脉温中、暖腹部下焦，加强性功能，促进恢复人们的生育能力、防治男科妇科病，并且将先天之气补起来，气化下焦阴邪，使肾间清气上升上济心火，达到心肾相交的目的。

（4）大椎穴：位于颈后部第7颈椎下凹陷处，是手足三阳、督脉交会处。督脉为诸阳之海，统摄全身阳气，而太阳主开，少阳主枢，阳明主里，故本穴可清阳明之力，启太阳之开，和解少阳以驱邪外出而主治全身热病及外感之邪。

（5）神阙穴：位于肚脐。脐，俗称肚脐眼。以现代医学的观点看，"脐"只是初生儿脐带脱落后遗留下的一个瘢痕组织；但中医认为，脐中是一个具有治病作用的重要穴位，名叫"神阙"。此穴被认为是经络之总枢，经气之汇海，能司管人体诸经百脉。

当人体气血阴阳失调而发生疾病时，通过刺激或施药于神阙穴，便有调整阴阳平衡、气血和畅的功能，收到祛邪治病之功效。 用艾灸神阙能迅速补中益气，祛邪排湿，对于脾胃虚寒、失眠健忘、手足冰冷、精力不足、月经不调、顽固便秘等人群都有很神奇的效果，长期使用可以养生延年益寿。

太极周天灸的基础操作顺序及时间：中脘穴10分钟，关元穴5分钟，八髎穴30分钟，大椎穴10分钟，神阙穴5分钟，一个周天灸下来为1小时。

做完艾灸后一定要将左右脚踝各搓200～300下，引热下行，这样就不容易虚火上冲，而表现为上火。

寒从脚底生，容易瘀堵住，用手来搓脚踝是一个修佛居士教给余老师的方法，他们在寺院里使用，治好了许多疑难杂症。所以平时我们要多搓搓自己的脚踝部，保持这里经气的流通。

最后，要喝一杯艾根茶或者姜枣茶。

艾根是艾草的根，艾草是菊科植物，根系发达。艾根煮水做茶饮，清香四溢。香能散，温能通，根走下焦，且可以发芽，有生发之气，生命力极强，补脾温肾，调理肠道和小腹，效果很好。

姜枣茶中有生姜、大枣和红糖。生姜、大枣调和营卫，温中补虚，红糖补血活血，艾灸完喝一杯姜枣茶，更具效力。

以上是太极周天灸的方法，这是经过无数人实践过的方法，我们自己用后的切身体会是精神日渐充满，阳气日渐壮旺，身体诸多问题也会渐渐缓解或消失，特别对于体虚、寒湿、肥胖、鼻炎、肚腹冷痛、肩颈腰腿沉痛、头晕，以及记忆力、视力、听力下降等问题处理有明显的效果。

艾灸用于内壮，则可以一边艾灸一边站桩、静坐。如果没有人帮忙艾灸，可以利用支架灸。

这期间最好不要相互交谈，而是放松身心，让身心进入空灵清明的状态，这样得阳排寒最是迅速。

艾灸用于养生预防，可以平时艾灸，同时配合运动锻炼，规律饮食起居等。

肾气不足的，可以配合服用桂附地黄丸。

中气不足的，头晕、记忆力下降的，可以配合服用补中益气丸。

湿气较重，肥胖懒动、乏力腿沉的，可以配合服用陈夏六君子丸，熬脾三药粥喝（山药、芡实、炒薏仁）。

寒气较重，鼻塞、怕冷、易感冒的，可以配合服用参苏丸合玉屏风颗粒。

体虚无力、嘴唇发白的，可以服用生脉饮。

气郁，郁闷暴躁、心情波动剧烈的，可以配合服用逍遥丸合小柴胡颗粒。

上热下寒，头重脚轻的，可以配合拍打腰腹部，按脚，踩脚，跳绳，少用眼用脑，少坐多站多走。

所谓灸者久也，对待生命，我们首先要有敬畏心、长远心，养生治病不是一时的，而是一辈子的事情。

同时选择艾条也很重要，首先是要道地的艾绒，以及两年以上的陈艾。

所谓《孟子》云："犹七年之病，求三年之艾也。苟为不畜，终身不得。"

这说明要去身体上的沉寒痼冷，需要用陈艾会比较好。

而且大的艾条，效果会更好些。在灸大艾条时，自己会感到滚滚的热力直透脏腑，像探照灯一样，透达诸经道路，大艾条指向哪里，哪里"太阳"就会升起来。这叫离照当空，阴霾自散。

天长地久之艾，我们相约在今朝！让艾灸之法点亮我们的健康之路！

56 内壮拍打操（总论）

一次在散步时，一边走一边用手拍打胸腹，最后居然整个胸腹温通，手脚暖热，走路轻松，如气充满脚底。

又一次在站桩之时，拍打一下双手，不一会儿就能感受到气血在手臂上流动，手指更是有触电感，如蚂蚁在里面爬行，整个人立马进入松静喜乐状态。

一次无事边聊天边拍打膝盖，最后发现膝盖僵硬疼痛处居然全然消失，取而代之的便是暖暖软软的。

这不就是余老师常讲的能量、通道、目标吗？不就是四逆散配合周身三药的思路吗？我那时恍然大悟，拍打要先拍胸腹再到四肢，把能量散到全身，再拍局部能量供给的来源，然后再打通线路，最后定点拍打目标。这套拍打方法从我总结到实践论证，到现在历经5年多了，非常简单、实用、有效。我用这套拍打方法调理好了很多病人，一些身体疼痛的，少则一次，多则三五次，基本可以解决问题。

这套手法，可以自己拍，也可以帮人拍，拍的时候双方都要精神内守，因为再好的方法，也需要自身的能量支持，故而命其为《内壮拍打操》。

《内壮拍打操》口诀如下。

心要开，神要凝。

意要沉，念要专。

气要静，力要匀。

身要圆，体要松。

掌要软，声要响。

桩要站，腰要转。

先胸腹，后四肢。

能量足，通道开。

目标定，病痛除。

头至脚，皆可安。

阴阳拍，可辨证。

补泻法，看虚实。

余诸法，亦如是。

57 颈三拍——站在制高点去调身

颈部是气血供养头颈的要道，这个部位狭窄瘀堵，相当于中枢指挥中心被掐住一样。

在搏击、武术中，这里是禁止打击的，因为一旦被重击，轻则晕倒，重则瘫痪死亡。

而现代砍向颈椎的三把刀是低头看手机、空调风扇受寒、熬夜房劳过度，这些多是颈椎问题的主因。

■ 颈三拍

功效：打通颈部经脉，令周身血气在此交流通达，提升大脑的阳气，

253

增强记忆力，缓解疲劳犯困，发散风寒湿，对鼻炎、视力减退、耳鸣、头痛、失眠等都有很好的效果。

动作：在先拍打胸腹至四肢后，再开始拍打大椎穴及前面心胸锁骨处（能量），然后再拍打颈部至头顶百会穴，由中间督脉拍上去，再往两边循环拍（通道），最后找到痛点或者瘀滞点定点拍（目标）。

这个组合对应的汤方是四逆散（柴胡、枳壳、白芍、炙甘草）+颈三药（葛根、丹参、川芎）。

四逆散把胸腹之气往周身四布，颈三药打通颈部，使气血通达，令中枢要塞可运筹帷幄，决胜千里之外的周身四肢百骸。

四逆颈三犹如练功之时，胸腹之气由丹田腰部往上旋转，通过胸背，冲开颈部要塞，最后冲上巅顶云霄，阳升则神归其位，坐镇王庭，则周身臣民莫不听令，各安其职。

猫的脖子，你用风吹它，它立马毛孔竖起，反应剧烈；你用手抓住它，它便服服帖帖。

抓住人体颈部这个猫脖子、蛇七寸、网眼，就已经抓住了疾病的死穴，只要把守好这个部位，就掌握了疾病的制高点。

58 头三拍——让你拥有超乎寻常的大脑

头为诸阳之会。

头像天，脚像地，天清则地宁。

心脑相连，心君泰然，则百体从令。

脑为髓海，肾主骨，生髓。

发为血之余。

肝开窍于眼，肾开窍于耳，脾开窍于口，心开窍于舌，肺开窍于鼻……

头部的问题，关乎五脏六腑，而拍打头部，也能同时调控五脏六腑，这便是上病下取，全息对应疗法。

头三拍

功效：升举阳气，激活全身气血，调控五脏六腑能量，排除头部浊气，健脑醒神，养发生发，美容养颜，聪耳明目，发汗解表，清利头目等。

动作：先拍胸腹至四肢，然后开始拍后发际（能量，如打井水），再从后发际沿督脉往上拍至前额，再由两边下来循环拍（通道，如疏通沟渠），再定点拍（目标，如钻木取火）。

这个动作组合，相当于四逆散加颈三药，再辨证使用相关头部引药。比如：前额痛加白芷；后脑勺痛加羌活；两边偏头痛加柴胡；巅顶痛加藁本（去川芎）。

头三拍，是继颈三拍的延伸，也就是说，在颈部经脉通畅下，再打通头部经脉，就可以真正达到思维敏捷、脑力超群、精神百倍的功效。

一个人头脑清醒，就不会犯糊涂、不会做傻事，就能够很好地处理好各种事务。

想要拥有一颗超乎寻常的大脑吗？就从头三拍开始吧！

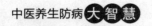

59 美颜三拍——轻松提升个人魅力

我们记住一个人，首先记住的是他的容貌，这是一个人的精气神、性格、社会地位的集中体现，是我们重点保养的部位。

同时，头面为诸阳之会，经常拍打这里，可以升提阳气，清阳上升，面部浊垢就会下降被代谢走，既有利于健康，又能润泽美颜，提升个人魅力，更受人欢迎喜爱。

■ 面三拍（又称美颜三拍）

功效：聚集脸部气血，疏通脸部经络，排除脸部浊垢，温养七窍。具有润泽皮肤，养颜美容，使面色红润、富有弹性、皱纹减少，以及提神醒脑、延缓衰老、驱散脸部风寒湿、预防面瘫等作用。

动作：先拍胸腹至四肢，后拍打额头（能量），从额头中线往下轻拍至下巴，再沿着两面循环拍（通道），再定点拍打（目标）。

这个动作组合，相当于四逆散（柴胡、白芍、枳壳、炙甘草）加面三药（桂枝、红参、玫瑰花）。

也算是美三拍，想要美容的女性朋友们，这个组合可以经常做，假以时日，脸面便会因为气通血活、清升浊降，而变得美丽非凡。

当然美容先要美心，一个人的心情会书写在脸上，什么样的脸是最好看的呢？当然是善良开心的脸。

你的心是紧绷丑陋的，那么再细腻红润的皮肤也不能令人赏心悦目。

好，大家来做这美三拍吧，拍完后再照照镜子，看脸色是否亮了起来！

60 肩三拍——让你释放压力，增强担当

家庭责任，工作压力，身心疲惫，会在肩膀和背上表现出来，肩膀主要是承受外在的压力，背上主要是承受内在心理上的压力。

外在压力大，肩膀就会僵紧酸痛，长时间得不到释放，这个地方就会出现板结紧痛的问题，平时多拍打这里，可以起到松通释缚的作用，闭上眼睛一边拍打一边感受放松，就能够把这股压力释放掉。

■ 肩三拍

功效：松解肩部紧张压力，使颈部、背部、手部经脉放松，发散肩部的风寒湿，打通肩部的瘀滞点。对于肩痛、颈椎不利索、背部闷堵、手指麻痹都有很好的调节作用。

动作：先四逆拍（即拍打胸腹部，再拍打四肢），后拍颈部大椎处（能量），从大椎拍至肩膀，再往两边循环拍（通道），最后定点拍（目标）。

这个动作组合，相当于四逆散（柴胡、白芍、枳壳、炙甘草）加肩三药（黄芪、当归、鸡血藤），可以令整个头颈、背部、手部，都温暖松通，有如沐浴在暖阳之中，非常舒服。

肩部代表担当、承担、责任，所以工作家庭压力大的人，这个部位一般都会发紧乃至疼痛。

经常去拍打它，一是可以释放压力紧张，二是也可以锻炼一个人的承重能力、抗压能力，具有双向调节的作用。

平时可以边走边拍，也可以边坐边拍，也可以借助工具来拍。

相信做完以后，你会有如释重负、铁肩担道义的豪情壮志。

61 手三拍——一切尽在"掌握"之中

手是心脑的延伸，是灵活的象征，经常使用双手，可以健脑益心，增加一个人的聪明度与记忆力。

同样手如果出现问题，比如筋缩、堵塞、气血供应不足，也会使我们心胸闷堵，头脑不灵光，讲话不利索。

所以这个部位也需要经常去拍打疏通，让它柔韧温通，灵活转动。

■ 手三拍

功效：打通手部经络，能够宽胸解郁，缓解手部痹痛，疏通手部关节，调整上半身气血的功效。

动作：先四逆拍（即拍打胸腹部，再拍打四肢），后拍肩膀（能量），从肩膀拍至手掌，再往两边循环拍（通道），最后定点拍（目标）。

这个动作组合，相当于四逆散（柴胡、白芍、枳壳、炙甘草）加手三药（桂枝、红参、当归），可以温通手部经脉，使臂力、握力大增。

心灵手巧，一切尽在掌握之中，十指连心，手气很好，大手一挥，豪情顿生……

生活中,手代表的是巧、控制力、运气、豪情等。

所以一个人手无缚鸡之力,代表一个人的魄力不够,不足以担当大任,那么这个人的气运也不会好到哪去。

当你练习手三拍、虚空拳、狮吼功时,就是在慢慢增长你的豪情气运。

哪天你有自信对困难病苦大手一挥地说"这算什么,不过是手到擒来,举手之劳而已"时,哪天你就真正入此内壮境界了!

62 胸三拍——让你雄赳赳气昂昂

胸部是情绪能量中心,只要人的能量一堵塞,或者心中有事,动了七情六欲,心胸就会有感觉,如果长期瘀堵,就容易引起胸闷,甚至心脉阻塞,形成梗阻性心脏病。

很多人都想要开心,而开心的关键就是让胸口膻中穴这里气血能量运行通达,即《黄帝内经》"膻中者,喜乐出焉"。平时多拍打胸部,可以很好地疏通胸部气机。

人情绪特别激动的时候,会捶胸顿足,会大吼大叫,把气机往手脚四周导引,以缓解胸部压力。

通过这些人体的自然动作,可以悟出很多养生防病的道理,心脏的养护,就是要周流不息,不管是气血还是心情,都要通而不滞、顺畅无碍。

■ 胸三拍

功效：打开胸部气机循环，使气得以升降上下无阻，对于胸闷气短、心神不定、咳嗽、呃逆、咽喉不适、情绪抑郁、说话无力、情绪低沉等都有很好的效果。

动作：先四逆拍（即拍打胸腹部，再拍打四肢），后拍锁骨中央，即天突穴周围（能量），从上往下拍至胸口（膻中穴），再往两边循环拍（通道），最后定点拍（目标）。

这个动作组合，相当于四逆散（柴胡、白芍、枳壳、炙甘草）加胸三药（枳壳、桔梗、木香），可以振奋胸阳，开解胸部气机，释放情绪，预防心脏疾病，令手部暖热，脸面荣光，是个集美容、防治、解郁为一体的拍法。

所谓宽广的胸襟，胸怀大志，胸有成竹，胸开郁解，气势汹汹，开怀大笑，心中乐开花……这些都是形容胸部气机通畅后的状态。

一个人事业的成就，看的就是他心胸是否宽广，志向是否高远，情志是否条达，而这些落实在身心修炼上的部位就是胸部。

所以胸部开则气开，胸部闭则气闭。

一个人常常呼吸不够深沉，只是浅层的胸部呼吸，一个是腹部的通降功能不好，一个就是胸部的通道太狭窄了。

只要打开胸轮，魄力自然就会变大，行动力自然就会变强。

一个雄赳赳，气昂昂的人，怎么可能呼吸会浅，格局会小呢？

所以，大家跟着我们开始胸三拍，大猩猩捶胸顿足吧！

63 腹三拍——让你正气能量更足

腹部是人体的能量中心，呼吸吐纳讲究深呼吸、腹式呼吸，就是想要增强腹部丹田的能量吞吐能力。

腹部要软绵绵、暖洋洋，这是能量充足的表现，经常食用冷饮、瓜果、大鱼大肉，穿裙子，露肚脐，吹空调，怕晒太阳，熬夜，喝啤酒等，都会损伤肚腹能量，导致这里壅塞寒湿、运转不利。

成语"心腹之患""腹背受敌"，都在说明腹部的重要地位，是绝不允许被邪气侵占的。所以平时多拍打腹部，多注重保养这个部位，就是在贯彻《黄帝内经》"正气存内，邪不可干；邪之所凑，其气必虚"的固护正气的养生宗旨。

■ 腹三拍

功效：通过震荡腹部气血，达到"疏其气血，令其条达，乃至和平"的效果。使脏腑沟通更加密切，运转更加顺畅，同时使三焦水道得通，肠胃通降有力，与揉腹可谓是一阴一阳，相辅相成。肚腹一通，百病皆消。

动作：先四逆拍（即拍打胸腹部，再拍打四肢），后拍胸口膻中穴处（能量），从胸口拍至小腹耻骨，再往两边循环拍（通道），最后定点拍（目标）。

这个动作组合，相当于四逆散（柴胡、白芍、枳壳、炙甘草）加腹三药（小茴香、厚朴、苍术），令肠通腑畅，气机在此回旋无阻，腹部一通，则胸闷、口臭、眼睛黄浊、耳朵不聪、头部泛油、痤疮、肥胖、"三

261

高"、上热下寒、脚部沉重等一切由中焦瘀堵而致的问题统统迎刃而解。

推心置腹，腹背受敌，心腹之地，愁肠百结，肝肠寸断，肚子都被气饱了……

肚腹是一身气血加工储存之处，也是情绪癌瘤滋生的温床，可谓是正邪双方的必争之地。

以欲望而使其肚腹胀满，肥胖懒动，那么便是贼来做客。

以修行而使其精气神饱满，干劲十足，那么便是主人当家。

今天你的一点勤奋拍打，换来的是明日健康身心，何乐而不为呢？

64 腰三拍——开启督背阳气的总开关

腰是人体力量的传导中心，它是上下体的枢纽，腰的松活圆转，可以让力量气血通行无碍，畅达无阻。内家功法很注重腰胯的发力，像腰马合一，龙虎二劲（脊柱如大龙，腰胯似猛虎），力发于腰，都说明腰部带动全身发出整劲（内力）的重要性。

腰为肾之府，这里是先天肾的住所，肾是作强之官，技巧在这里出来，所以一个人的骨气斗志、聪明才智、恒心耐久力等，都是肾所主所供。

▪ 腰三拍

功效：腰三拍能启动人体北海（八髎穴）的能量宝库，是打开督背阳气的总开关，能够令血气下灌双脚，上达巅顶，中温脏腑。对于腰痛、腿酸、背凉、肚腹痛、胃凉、周身僵硬引起的疼痛，都有很好的效果。

动作：先四逆拍（即拍打胸腹部，再拍打四肢），后拍尾龙骨即八髎穴处（能量），从八髎穴往上拍至肩胛骨下，再往两边循环拍（通道），最后定点拍（目标）。

这个动作组合，相当于四逆散（柴胡、白芍、枳壳、炙甘草）加腰三药（杜仲、枸杞子、怀牛膝），当气血在此聚集之时，整个腰部就开始暖热，炉底暖热，就能够煮开膀胱的水液，使膀胱气化，尿量自然就会变大，消渴、喉干、气逆等诸般症状就会逐渐消失。

腰部就像一个不断燃烧的火把，而腹部就像是太上老君的八卦炉，如果这个八卦炉炼出来的气血津液是次品的话，那么说明这个腰部的火力不足。

所以常旋转，拍打腰部，避免熬夜伤精，自然火力充足，身体能量得到净化，气血津液固摄不漏。

腰杆子要直，一个人要有志气骨气，就要养好腰部，壮腰第一法莫过于早睡戒除淫欲，久而久之，自然精充神满，后劲十足！

65 背三拍——全身心放松温暖的妙法

背心区域，又称后八卦，背为阳，腹为阴，背部阳气足，可以增强心脏动力，令颈椎柔软，头脑清醒，手臂灵活，如果这里的气不足了，就会驼背，呼吸变浅，胸肺闷塞，头颈蔫软无力，一派颓废日落西山之象。

背部又像太阳能面板，是负责吸收天阳的，经常晒背，可以补充人体阳气，温暖全身，祛除阴邪寒湿。

同时背部又是人体压力承受中心，特别是无形的心理压力，会影响背部阳气向周身的舒展。

打个比方，人一紧张压力大，背心区域就会缩紧，就像一件平展的衣服，你拉一下背心这个地方，整件衣服都会被收缩提起。当人压力大时，头颈肩臂腰脚甚至胸腹，都有可能出现疼痛不适。

有经常推背撞背的人就知道，把背部推松撞暖后，整个人好像被卸下包袱一样，很轻松，有些推几分钟就会犯困呼呼大睡，这就是背部一松全身松，背部一紧全身紧的道理。

小孩哭闹被惊吓时，大人往往会拍拍孩子的背部，通过这个动作，可以安慰抚平心灵上伤痛，这说明经常拍打背部，是可以减轻甚至疗愈我们身心的。

而我们拍打背部时，也是在振奋阳气。在拍打的时候，后背一暖热松软，周身也会随着松解，那种紧张、压力、疲劳感就会被释放掉。

■ 背三拍

功效：释放转化压力。背胸相连，背承载的是压力，胸承载的是情绪。

压力不解放，心胸就不能开展，情绪就会越积越累。

无形的压力难以释放，只有通过背部的松绑，才能够解开背部压力的乌龟壳。

背三拍，前可开胸，上可醒脑，下可壮腰，旁可达四肢，凡是压力重重、心情郁闷、中年危机、背痛、紧张疼痛、叹气消积等因压力引起的诸多身心疾患，都有很好的调节作用。

动作：先四逆拍（即拍打胸腹部，再拍打四肢），后拍肩胛骨下（能量），从肩胛骨下往上拍至大椎穴，再往两边循环拍（通道），最后定点拍（目标）。

这个动作组合，相当于四逆散（柴胡、白芍、枳壳、炙甘草）加背三药（防风、姜黄、小伸筋草），背部是人体的后八卦，跟腹部的八卦相对，乃为一阴一阳。

人的背部容易驼，很多人以为是自然衰老的一个过程，但有很多上百岁老人其腰背都是直的。

其实背驼的主要原因，是无形的压力累积导致。

就比如高考前，很多人都是低着头，一副压力重重小老头的样子。但是高考一结束后，整个人就轻松了，如果再知道考到了好分数，就直接跳起来，压力一解，心胸就打开了，腰背的气直接往上冲，就像一个斗胜的公鸡一样，雄赳赳气昂昂，而那些没考好的，就像蔫了的花朵一样，耷拉着脑袋，弯着腰背，提不起精神。

走入社会后，那种无形的压力会越来越大，一般会伴随人一辈子，如果不懂得释放这种压力的话，那么肩背腰膝就会经常隐痛或者拉伤。

通过背三拍、撞墙功及踩背，都可以很好地释放加诸在身体上的压力。

而要想彻底解决心灵上带来的压力，那就需要通过平时的静坐观心，对境炼心来释放转化了。

66 臀三拍——让你稳如泰山

站如松，坐如钟。

臀部代表人体的稳定能力，这里能量足，可以让你安稳如山，不容易被外在境缘所扰动，像钟石一样静定。

当我们坐下时，要有那种不动如山的气势，这是一种稳态，坐下去要像石头那样四平八稳，如如不动，安详自在，这是四威仪中的坐相。

所谓行得端坐得正，坐就要坐端正，要坐端正，心就要正，心正则一切正，那些坐得歪歪斜斜，挪来挪去的，其实就是心不正，杂念很多，同样我们只要坚持坐正，保持坐的端庄威仪，也是在养正气。

现代生活，大部分的时间都是坐着，所以臀部很容易累积脂肪寒湿，久坐的人，基本都会东挪一下，西挪一下，脊柱也会侧弯，时间一久，就会让身体结构倾斜不正，引发各种不适之症。

所以我们要经常走路锻炼，多拍打臀部，让这里的能量活动起来，由一潭死水，变成源头活水。

■ 臀三拍

功效：可以打通臀部气血，臀部是储存能量的部位，同时也是累积脂肪寒气的部位，所以如果经常运动拍打这个部位，就可以把能量大量地输送出去，同时也可以燃烧脂肪，排除寒湿。

动作：先四逆拍（即拍打胸腹部，再拍打四肢），后拍腰部（能量），从腰部往下拍至尾椎，再往两边循环拍（通道），最后定点拍（目标）。

这个动作组合，相当于四逆散（柴胡、白芍、枳壳、炙甘草）加臀三药（苍术、杜仲、羌活）。

久坐伤肉，贪凉饮冷则下腹寒凉，下腹之寒移于臀部，则臀部会常年冰冷，堆积脂肪，使臀部过大。

臀部全息对应下腹部，特别是女性子宫、卵巢、阴道等妇科疾患，多在臀部有对应反射点。

所以只要把臀部拍通，锻炼温暖，就能够去除腰腹部的寒湿之气，同时臀部作为上半身与下半身的交接处，这里不被痰湿寒气堵住的话，就能够使上下气血对流交换，贯通周身气血。

在静坐之时，很多人都有这样的经历，就是不停地挪屁股，不管怎么坐都不舒服，其实这就是臀部经络不通畅所致。

平时常拍打臀部，或者练习坐臀功，就可以很好地解决臀部过大、经络不通的问题。

稳坐如山，坐如钟，行如水平之不流，坐如介石之不动，上贵之相也！

坐相，可以看出一个人是否有贵气。

所以要做一个贵人，首先要从能坐稳开始，而坐稳则要先从臀部拍打锻炼开始。

67 腿三拍——让你勇攀绝壁

腿部代表一个人的攀爬向上能力。

很多人刚开始爬山就知道，大腿酸得要死，在平地走的人就没有感觉，一到山里生活，或者爬楼梯，刚开始几天是很难受的。

但如果习惯了往上攀登，你就会越发自信，不怕挫折苦难，这就是逆境出人才的道理。

当一个人丧失了斗志，选择躺平，熬夜看手机，到了白天，最痛苦的就是大腿，酸酸软软的，很想把它剁掉。一旦重拾信心，有了向上的动力，早睡早起，很快白天大腿就开始有力量，想去挑战攀登事业学习的高峰。

所以练好大腿，像深蹲、骑自行车、爬山、金鸡独立、扎马步等，都能很好地增强腿部的力量，让你走路劲头十足，见到困难挑战就要想去征服突破。

平时多拍打大腿，可以放松大腿肌肉，增强膝关节的气血供给，同时脾主肌肉，大腿部经络通畅、肌肉丰满，也能令脾胃功能更强大。

■ 腿三拍

功效：让腰腹之气往下走，膝盖以下因为有了气血的濡养而得以温热舒展。腿部是人体肌肉最丰厚的地方，这里同样储存有大量的能量，只要腿部的经脉得以疏通，身体就能够迸发出强大的生命能量。

动作：先四逆拍（即拍打胸腹部，再拍打四肢），后拍腹股沟（能

量），从腹股沟往下拍至膝部，再往两边循环拍（通道），最后定点拍
（目标）。

这个动作组合，相当于四逆散（柴胡、白芍、枳壳、炙甘草）加腿三
药（牛大力、当归、独活）。

人体的腿部肌肉不够发达，就会影响到膝盖。很多膝盖容易受伤的
人，都是因为腿部没有力量。

跑腿的，迈开腿，飞毛腿，腿脚生风……

腿部代表的是力量、速度、耐力、爆发力、承重力，所以一个人要顶
住压力，乘风破浪，就要有腿力。

先用腿三拍，然后再来几个泰山压顶（缓慢深蹲），测试一下你腿部
的力量吧！

68 脚三拍——让你足下生风

手是两扇门，脚下一条根。

膝盖以下的脚步，像树根一样，力量往下面扎，像扎马步，就是要提
高脚部的根力。

所谓根力足而后华叶荣，未有根本不固而树木茂盛长久的。养生最重
要的就是连根养根，站的时候要像松树一样，八风吹不动，立定破岩中。

我家乡有一种茶叫岩茶，就是老茶树的根已经扎进岩石里面去了，这
种茶甘香藏于喉底，茶韵萦绕舌尖数小时，令人回味无穷，这是其他茶所
不能比拟的。

而走路时，要安住脚下，让身心的能量往脚下灌注，脚接地气贯涌泉，这样天地之气在脚底涌泉连通喷涌而出，形成脚底风火轮，最终走出四威仪之相——行如风。

所以拍打脚部，就是要把膝盖以下拍红拍热拍软，这里气血一充足，全身压力顿减，根系一发达，生命长度就会延长，疾病就能够得到治愈。

■ 脚三拍

功效：主要打通脚部两条线，即长寿线（脚外侧）和黄金线（脚内侧）。长寿线能够开胃健脾，引气下行，舒筋活络，缓解胸闷、头痛，所谓筋长一寸，寿延十年。长寿线又叫长寿筋，此筋温通柔软，则上半身之气得以顺降通行无阻，上部之气得降，自然天清地宁。黄金线的用处更是广泛，可调"三高"，补血气，温脚底，在这条线上多按，比吃大补汤还有效。

动作：先四逆拍（即拍打胸腹部，再拍打四肢），后拍膝部（能量），从膝部往下拍至脚踝，再往两边循环拍（通道），最后定点拍（目标）。

这个动作组合，相当于四逆散（柴胡、白芍、枳壳、炙甘草）加腿三药（黄芪、赤小豆、川牛膝）。

脚力，足下生辉，脚踩风火轮，知足不辱，知足常乐，三足鼎立……

足代表的是平衡、耐力、知足、落地、基础、基本功、丰裕。

而足部的动作更多，踢、跺、踩、蹦、跳、跃、踹、蹈、跪、蹲、蹿……

把这些动作融入锻炼身体上，一个足部的动作，就可以设计出无数的导引动作出来。

所以足下修心，知足延年，要想长寿，始于足下！

69 走一条自强内壮之路

其实内壮拍打的核心就在内壮上。

善养生者养内。

这是养生的方向——莫向外求。

一个内求的人，内心是强大光明的，拥有一颗强大的心，就是一个内壮的强者。

故而养生先养心，养心在安身，身安而后道隆，故而先把心神注照在身体上，或拍打，或点按，或导引，或坐，或卧，使身心合一，一气周流，凝神炼气，运气炼精，则必内壮身心，百病不侵。

来找我的人，不管症状是轻是重，我都会把他们往养生治未病这条路上引。

吃药治病大可不用找过来，因为现在有很多的医院可以去，有很多的药物可以吃。

我这里要给大家指一条自强内壮之路，只要走上这条路，搭上这辆快车，就可以逐渐强壮起来，一个强壮的身心，又有什么病痛是可怕的呢？

所以把疾病交给医生，把身心交给自己。

你做一分钟的锻炼内壮，就有一分钟的精气神积累，你付出多少，回报就有多少。

大众！现在已经走向大健康时代，走向疾病预防治未病的年代，如果还是思维僵化，死抱着药罐子，那么等待你的是无尽的痛苦。

除了内壮拍打操，我更建议大家多到外面走走，在山里呼吸新鲜空气，像走路、爬山，在精神内守的状态下，也是非常好的内壮锻炼方法。

没事不要待在家里，要多去走路爬山！

没事不要打牌唠嗑，要多去走路爬山！

没事不要上网游戏，要多去走路爬山！

没事不要抱怨生气，要多去走路爬山！

世上本无事，庸人自扰之。

走路与爬山，大众当自强！

不要借口没时间，不要抱怨爬山苦，主动吃的苦不叫苦，被动吃的苦才叫真苦。

有人被头痛缠，有人被胃痛烦，有人被腰酸恼，有人被上火苦，都不如把山爬，爬出一身汗，除却一身浊，脱下一身病，从此强壮人生乐逍遥。

附录 《中医养生增广贤文》

昔时贤文，诲汝谆谆，

中医增广，宜学多闻。

贯穿古今，通俗不失高雅。

融汇事理，流芳百世无穷。

一言救迷，若慧日当空；

片言中的，似久旱甘露。

正气存内，邪不可干。

邪之所凑，其气必虚。

精气虚，百病欺。

精气足，万邪除。

生病起于过用，百病皆生于气。

流水不腐，户枢不蠹。

静若处子，动如脱兔。

动则生阳，静则养阴。

养身在动，养心在静。

身动心静，益寿良方。

动一动，少生一病痛。

懒一懒，多喝药一碗。

无事以当贵，早寝以当富。

安步以当车，晚食以当肉。

已饥方食，未饱先食。

饮食自倍，肠胃乃伤。

晴天挖水道，天晴修屋顶。

爽口味多终作疾，快心事后每为殃。

知君病后能服药，不如病前先预防。

冬吃萝卜夏吃姜，不劳医生开处方。

春夏养阳，秋冬养阴。

冬练三九，夏练三伏。

冬不炉，夏不扇。

四时阴阳，生长收藏。

若要小儿安，三分饥与寒。

若要身体好，饮食莫过饱。

若要身体安，淡食胜灵丹。

若要身体好，赤脚满地跑。

不以物喜，不以己悲。

事来则应，事去不留。

铁牛不怕狮吼，恰似木人看花鸟。

但自无心于万物，何妨万物常围绕。

自静其心延寿命，无求于物长精神。

食淡病亦淡，情轻病亦轻。

七分饱胜调脾剂，食不言乃养心方。

酒是穿肠毒药，色是刮骨钢刀。

财是下山猛虎，气是惹祸根苗。

饥时吃饭饭是宝，饱时吃饭饭是毒。

减衣增福，减食增寿。

丰年多疾，饥岁少疾。

少吃荤，多吃素，阳光底下常散步。

身心清净了，寿命比彭祖。

管住嘴，迈开腿，绿树林中任逍遥。

气血通畅了，快乐似神仙。

药补不如食补，食补不如睡补。

睡补不如功补，功补不如心补。

干活干活，不干不活。

一日三餐，一生平安。

要如牛马壮，营养在吃草。

要如龟寿长，生命在静养。

吃饭以不撑为舒畅，疾病以减食为汤药。

行如风，坐如钟。

站如松，卧如弓。

坐卧不当风，走路要挺胸。

视必垂帘，息必归田。

食必淡节，卧必虚恬。

少荤多素，坚持徒步。

劳逸适度，遇事不怒。

恬淡虚无，真气从之。

精神内守，病安从来？

真人之心若珠在渊，常人之心若瓢在水。

抠成的疮，睡成的病，水流百步能自净。

见素抱朴，少思寡欲。

寡欲精神爽，思多气血伤。

心静则火自降，寡欲则水自升。

人生在勤，勤则不匮。

勤劳百病消，懒惰百病生。

百种弊病，皆生于懒。

千般灾难，总一个傲。

懒是衰，傲乃凶。

壮火食气，大怒必虚。

一念嗔心起，百万障门开。

久视伤血，久坐伤肉。

久卧伤气，久行伤筋。

久立伤骨，久劳伤精。

运动人身血脉流，负重锻炼筋骨强。

念如狂越，宜专注一处，平念即是平疾。

心若浮躁，当安心向下，息心则是息病。

劝君少贪名，名是锢身锁。

劝君少求利，利是焚身火。

良田百亩，日食三餐。

广厦千间，夜卧七尺。

粗茶淡饭饱即休，补破遮寒暖即休。

先睡眼，后睡心。

吃饭不生气，生气不吃饭。

多食则气滞，多睡则神昏。

若学多情寻往事，人间何处不伤人。

不是闲人闲不得，闲人不是等闲人。

早起不在鸡鸣前，晚起不在日出后。

华山处士如容见，不觅仙方觅睡方。

冬不藏精，春必病温。

夜不早睡，日必上火。

急火攻心，燥念烦人。

人之福祸，全系念想。

自知气发每因情，情在何由气得平。

恩爱牵缠不自由，名利萦绊几时休？

养心莫善于寡欲，养身莫过于习劳。

贪名必死，好利必亡。

莫言名与利，名利是身仇。

名高折人寿，利重减天年。

佳肴与美酒，都是腐肠膏。

艳声与丽色，真是伐命刀。

富贵何欣欣，贫贱何戚戚。

一为利所驱，至死不得息。

常有小疾则慎疾，常亲小劳则身健。

万般补养皆虚伪，唯有静心是要规。

书卷乃养心第一妙物。

育子是济世无上乐方。

一心疗万病，不假药方多。

解铃还须系铃人，心病还须心药医。

不须忧老病，心是自医王。

古人医在心，心正药自真。

有愁皆苦海，无病即神仙。

寻气如寻病，消愁便消灾。

七情之病，看花解闷。

听曲消愁，有胜服药。

病无良药，自解自乐。

野鹤无粮天地宽，笼鸡有食近庖厨。

圣人除心不除境，凡人除境不除心。

治心无他术，要使百念空。

性海澄清阔少浪，心田洒扫净无尘。

性静情逸，心动神疲。

守真志满，逐物意移。

一切言动，都要安详。

十差九错，只为慌张。

要想寿命长，多吃五谷粮。

吃饭先喝汤，身体不受伤。

饭吃七成饱，到老肠胃好。

早起早睡，精神百倍。

贪吃贪睡，添病减岁。

甜语甜食，夺志坏齿。

空气通窗牖，沐日令颜黝。

早起也早休，坦荡无忧愁。

通则不痛，痛则不通。

少年进补，老来吃苦。

胃以通为补，脾以健为运。

胃通无难治之疾，脾虚多纠缠之病。

修合虽无人见，存心自有天知。

阴平阳秘，精神乃治。

话传三遍假成真，方抄三遍吃死人。

撑痢疾，饿伤寒。

清泻不用医，饿到日沉西。

不服庸医药，胜请中流医。

吃药不忌口，枉费大夫手。

疮大疮小，出头就好。

痘要结，麻要泄。

春捂秋冻，无病无痛。

白露身不露，寒露脚不露。

见痰休治痰，见血休治血。

见汗不发汗，有热莫攻热。

喘气毋耗气，精遗勿涩泄。

明得个中趣，方是医中杰。

见病医病，医家大忌！

肚腹三里留，腰背委中求。

头项寻列缺，面口合谷收。

肥人气虚多痰，瘦人血虚多火。

益火之源，以消阴翳。

壮水之主，以制阳光。

人身血脉似长江，一处不到一处伤。

人怕不动，脑怕不用。

针灸拔罐，病去一半。

拍打足三里，胜服老母鸡。

竹从叶上枯，人从脚上老。

天天跑步走，药铺不用找。

水停百日生毒，人歇百日生病。

医能医病，不能医命。

习闲成懒，习懒成病。

朴能镇浮，静能御躁。

安时处顺，哀乐不入。

居心要宽，持身要严。

治心以中，治气以和。

心要细，志要大。

量要宏，气要和。

多才惹得多愁，多情便有多忧。

饥梳头，饱洗澡。

常有小病则慎疾，常亲小劳则身健。

闲人愁多，忙人乐多。

懒人多病，农人多寿。

身作医王心是药，不劳和扁到门前。

心大则百物皆通，心小则百物皆病。

食服常温，一体皆春。

心气常顺，百病自退。

养心莫善寡欲，至乐无如读书。

若要长生，肠中常清。

若要不死，肠中无滓。

导引关节，吐故纳新。

呼吸精气，独立守神。

慎风寒，节饮食，是从吾身上却病法。

寡嗜欲，戒烦恼，是从吾心上却病法。

发宜多梳气宜炼，齿宜常叩津宜咽。

子欲不死修昆仑，两手揩摩常在面。

一顿吃伤，十顿喝汤。

一日不睡，十日不醒。

宁可锅中存放，不让肚肠饱胀。

天怕乌云地怕荒，人怕疾病草怕霜。

临大事静气为先，遇险滩宁静致远。

人无泰然之习性，必无健康之身体。

一日三笑，人生难老。

一日三恼，不老也老。

日出东海落西山，愁也一天，乐也一天。

天天欢乐笑开颜，不是神仙，胜似神仙。

少食多餐，益寿延年。

睡觉不蒙头，黄昏郊外走。

无事勤扫屋，强似上药铺。

常洗衣服常洗澡，常晒被褥疾病少。

病从口中入，寒从脚下起。

无病要早防，有病要早治。

病从口入，祸从口出。

无气不生病，无毒不生疮。

一乐百病消，一笑解千愁。

树老怕空，人老怕松。

戒空戒松，从严从终。

粗饭养人，粗活宜身。

饥不暴食，渴不狂饮。

早晨叩齿四十九，人到老年好牙口。

饭前开怀大声笑，活动肠胃胜吃药。

天天摩面天天笑，人到老年皱纹少。

早晚揉眼三十下，人逾古稀眼不花。

金唾玉液肚里咽，脾健肠健胃也健。

少吃多滋味，多吃伤肠胃。

饭后百步走，天天精神抖。

人强人欺病，人弱病欺人。

人勤病就懒，人懒病就勤。

汗水不干，冷水莫沾。

老来疾病，都是壮时招的。

衰后罪孽，都是盛时造的。

怒则气上，喜则气缓。

悲则气消，恐则气下。

惊则气乱，思则气结。

顺四时，适寒暑。

和喜怒，安居处。

节阴阳，调刚柔。

勇者气行则已，怯者着而为病。

田荒人废，人闲病生。

谷气通于脾，雨气通于肾。

六经为川，肠胃为海。

肥者令人内热，甘者令人中满。

有胃气则生，无胃气则死。

仁者乐山，智者乐水。

日光不照临，医生便上门。

老怕伤寒少怕痨，男怕酒色女怕闹。

有钱难买老来瘦，轻身耐老又延年。

伤筋动骨一百天，若戒房劳方可痊。

腰带长，寿命短。

病来如山倒，病去如抽丝。

长寿仙方何处寻，不在天上在脚下。

遇事不恼，长生不老。

说说笑笑，通通七窍。

吃米带糠，老少安康。

精少则病，精尽则亡。

人闲生病，刀闲生锈。

刀不磨不亮，人不练不壮。

慎言节饮食，知足胜不祥。

善言不离口，乱想莫经心。

广结善缘第一福，心平气和第一贵。

视寝兴之早晚，知人家之兴败。

一日不作，一日不食。

个个安闲，谁养活你。

笑口常开，心花怒放。

喜笑颜开，喜从天降。

他强由他强，清风拂山岗。

他横由他横，明月照大江。

他自狠来他自恶，我自一口真气足。

气浮如流水不安，心静似高山不动。

大饱伤脾，大怒伤肝。

大喜伤心，大悲伤肺。

大恐伤肾，大劳伤气。

强力举重伤腰，久坐湿地伤肾。

形寒饮冷伤肺，形劳意损伤神。

风与寒暑伤形，恐惧不节伤志。

精满不思淫，气满不思食。

神满不思睡，血满不思卧。

卧则血归于肝，精藏于肾。

睡则神归于心，气纳于腹。

饱食足衣，乱说闲耍。

终日昏昏，不如牛马。

人体劳于形，百病不能成。

足寒伤心，民怨伤君。

寒头暖足，地宁天清。

相争计较，气血消耗。

一扫常在傍，有暇即扫地。

既省课童仆，亦以平血气。

按摩及导引，虽善事亦多。

不如扫地法，延年直差易。

贫贱生勤俭，勤俭生富贵。

富贵生骄奢，骄奢生淫佚。

淫佚生灾病，灾病生贫贱。

慈悲喜舍，量大福大。

千夫所指，无病而死。

身体发肤，受之父母。

不敢有毁，最伤亲心。

不知医为不孝，不爱身为不仁。

百善孝为先，万恶淫为首。

深耕胜施肥，干活赢吃补。

吉人之辞寡，躁人之辞多。

家勤则兴，人勤则健。

流水不腐臭，滚石不生苔。

形不动则精不流，精不流则气郁。

禄尽则亡，福尽则病。

水至清则无鱼，血至净则无病。

性动则病动，性平则病平。

吃是一阵子，练是一辈子。

传功不传火，传药不传量。

师父领进门，修行靠个人。

有形之火，烧万贯家财。

无形之火，烧灵敏天性。

遇事不恼，长生不老。

不气不愁，活到白头。

冬至一阳生，夏至一阴生。

冬季进补，开春打虎。

养身莫忘养神，养神莫忘养心。

善养身者养内，不善养身者养外。

锻炼健身，情绪治身。

规律养身，修性安身。

滋味煎脏腑，芳甘腐骨髓。

忧怒悖正气，思虑消精神。

得神者昌，失神者亡。

三分治病七分养，八分护理十分防。

只治不防，越治越忙。

忙着治病不忙防，没有忙到点子上。

与人无争，与世无求。

睡也安然，走也方便。

知足常乐，无求自安。

心安无惧，志闲少欲。

我命在我不在天，怡养之福可延年。

花开花落，来来去去。

祸兮福兮，相辅相依。

太极转变，阴阳二理。

得何足慕，失不足惜。

无论圣愚，见人痴迷，

点醒一言，功莫大矣！

不论高下，逢人危急，

解救一句，德何能比！